ALÉM DA CURA FÍSICA

Editora Appris Ltda.
1.ª Edição - Copyright© 2024 da autora
Direitos de Edição Reservados à Editora Appris Ltda.

Nenhuma parte desta obra poderá ser utilizada indevidamente, sem estar de acordo com a Lei nº 9.610/98. Se incorreções forem encontradas, serão de exclusiva responsabilidade de seus organizadores. Foi realizado o Depósito Legal na Fundação Biblioteca Nacional, de acordo com as Leis nᵒˢ 10.994, de 14/12/2004, e 12.192, de 14/01/2010.

Catalogação na Fonte
Elaborado por: Josefina A. S. Guedes
Bibliotecária CRB 9/870

P853a 2024	Porto, Camila Além da cura física / Camila Porto. – 1. ed. – Curitiba: Appris, 2024. 257 p. ; 23 cm. ISBN 978-65-250-5901-3 1. Fé. 2. Cura. 3. Câncer. 4. Esperança. 5. Famílias. I. Título. CDD – 248.86

Appris *editora*

Editora e Livraria Appris Ltda.
Av. Manoel Ribas, 2265 – Mercês
Curitiba/PR – CEP: 80810-002
Tel. (41) 3156 - 4731
www.editoraappris.com.br

Printed in Brazil
Impresso no Brasil

CAMILA PORTO

ALÉM DA CURA FÍSICA

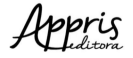

FICHA TÉCNICA

EDITORIAL
Augusto Coelho
Sara C. de Andrade Coelho

COMITÊ EDITORIAL
Ana El Achkar (UNIVERSO/RJ)
Andréa Barbosa Gouveia (UFPR)
Conrado Moreira Mendes (PUC-MG)
Eliete Correia dos Santos (UEPB)
Fabiano Santos (UERJ/IESP)
Francinete Fernandes de Sousa (UEPB)
Francisco Carlos Duarte (PUCPR)
Francisco de Assis (Fiam-Faam, SP, Brasil)
Jacques de Lima Ferreira (UP)
Juliana Reichert Assunção Tonelli (UEL)
Maria Aparecida Barbosa (USP)
Maria Helena Zamora (PUC-Rio)
Maria Margarida de Andrade (Umack)
Marilda Aparecida Behrens (PUCPR)
Marli Caetano
Roque Ismael da Costa Güllich (UFFS)
Toni Reis (UFPR)
Valdomiro de Oliveira (UFPR)
Valério Brusamolin (IFPR)

SUPERVISOR DA PRODUÇÃO
Renata Cristina Lopes Miccelli

ASSESSORIA EDITORIAL
William Rodrigues

REVISÃO
Débora Sauaf

PRODUÇÃO EDITORIAL
Adrielli de Almeida

DIAGRAMAÇÃO
Carlos Eduardo H. Pereira

CAPA
Marina Rezende Silva Abreu

FOTO CAPA
Lucas Viggiani

REVISÃO DE PROVA
William Rodrigues

Dedico este livro a todas as mulheres que passaram pelo câncer e alcançaram suas curas, além das físicas, como caminho para resgatar o real sentido de suas vidas!

AGRADECIMENTOS

Gratidão a Deus pelo dom da vida e oportunidade de estar aqui e poder servi-lo!

À Dr.ª Príscila, minha médica oncologista, por ter despertado em meu coração a vontade de escrever essas cartas para mim mesma, no momento em que estava difícil expressar meus sentimentos. Esta seria uma forma de manifestar meu estado de espírito em cada fase. Ela, ao longo do caminho, foi muito mais do que uma profissional, se tornou "canal de graça" da minha cura. É difícil expor em palavras todo o significado de nossas consultas, repleto de sinais luminosos. E, mais tarde, nossa parceria e amizade também são de uma riqueza indescritível. Minha gratidão e amor são imensos!

À Madre Maristela, carmelita, minha diretora espiritual, que incentivou com muito amor a colocar em prática o projeto deste livro, além de ser quem desperta e esclarece os planos de Deus para minha vida. Nossas partilhas e encontros, verdadeiros presentes para minha alma, me fazem discernir e enxergar os mais belos mistérios de Jesus, pois são a materialização do amor e cuidado d'Ele em meu viver.

Louvo e agradeço ainda ao meu esposo Léo, aos meus dois filhos Pedro e Mateus, aos meus pais Wellington e Morgana, ao meu irmão Juninho, a todos os meus familiares, à minha sogra Cássia e toda sua família, que dia a dia lutaram comigo. Foram eles a razão e motivação profunda que me impulsionaram a empreender essa "batalha" pela vida, tornando cada momento suave, alegre e cheio de ensinamentos. Minha gratidão se estende a todos os meus amigos que escolheram permanecer comigo, de uma maneira ou de outra, durante toda essa trajetória, verdadeiros instrumentos de Deus. E também a tantas outras pessoas, aqui não nomeadas, que são igualmente importantes, que me proporcionaram alegria e VIDA em cada fase.

Agradeço a Deus todos os meus dias, por cada profissional que Ele colocou em meu caminho, os do Hospital Oncovida (MOC), do Hospital Albert Einstein (SP), do Hospital Mater Dei (BH), da Clínica Oncofisio (SP), da Clínica Radiallis (MOC), a todos os profissionais da Clínica de Exames Ressonar (MOC) e do Laboratório de exames Santa Clara (MOC). O melhor de Deus me foi ofertado. A vocês que compõem minha existência de uma forma ou de outra, de maneira frequente ou esporádica, meu profundo agradecimento. Sintam-se todos incluídos aqui!

PREFÁCIO

Prefaciar *Além da cura física* é um convite à cura da alma. É celebrar um amor que Deus derrama no coração da humanidade.

Foi o que aconteceu comigo quando conheci a forte e doce Camila, em meu consultório, por uma razão que seria o elo de uma profunda conexão entre nós duas: o câncer. Tive o privilégio de tê-la confiando seus cuidados a mim e de fazer parte do seu mundo de buscas pela cura física, mas, sobretudo, pelas coisas do alto. Certa vez, durante as sessões de quimioterapia, entreguei a ela a seguinte reflexão: "Minha querida, quando achamos que temos todas as respostas, a vida vai e muda todas as perguntas".

Ao ler a jornada de Camila, lembrei-me também de um dia que lhe apresentei um trecho de Guimarães Rosa: "Quem elegeu a busca, não pode recusar a travessia". Camila não somente sabia onde queria chegar, mas construiu pontes de coragem, deixando para trás os muros de medo do porvir. À medida que atravessava os caminhos do tratamento, ia compreendendo a potência de se permitir ser servida e transformou em oráculo de gratidão, profetizando o que verdadeiramente importa nessa vida de passagem: o amor. O mesmo amor com que Paulo, na epístola aos coríntios, nos convida a experimentar: o amor como dom supremo, como nossa maior necessidade para a sobrevivência. Assim, é nesse espaço compassivo que o ser humano se apresenta como o melhor remédio para o próprio ser humano, pois é na solidariedade que nasce uma vida com sentido.

Com uma narrativa envolvente, você terá em suas mãos a chave que abre a porta de uma história real, contada de forma sensível por um ser humano real que compartilha as dores e as alegrias de viver, nos encorajando a acreditar no adoecimento como oportunidade de transformação, no desejo de resgatar sonhos e de que há, sim, muita vida boa, apesar do câncer.

Deleite-se com esta obra-prima. Este livro é filho de uma filha amada do Pai que encontrou sustento na fé e propósito em sua missão de servir e amar como Jesus serviu e amou. É um convite a nos religar à nossa essência, nos sugerindo a peregrinar os caminhos de dentro para sermos inteiros no presente. E, durante essa viagem, fiquemos com Camila de mãos dadas para entender o poder que as bênçãos e lições (de viver e não de existir) têm para os nossos dias nesta vida que passa, mas fica.

Ouso dizer, sem medo de errar, que ao final deste livro, você irá se sentir inspirado, abençoado e curado, assim como eu me senti.

Príscila Bernardina Miranda Soares
Oncologista e Paliativista

APRESENTAÇÃO

Uma mulher que estava no auge da sua vida, cheia de energia, alegre, sonhadora, otimista. Uma mulher sendo desafiada a se desdobrar em suas várias versões: esposa, mãe, profissional, dona de casa, amiga, filha... Encontrava tempo para estar com minhas amigas, praticava atividades físicas (pilates, caminhada, zumba). Estava sempre atenta à minha saúde. Cuidava da minha casa com zelo, esforçava-me para não deixar faltar nada para a minha família. Tentava ser, ao meu máximo, uma esposa presente e atenta às necessidades do meu casamento. Sempre tive uma preocupação de não perder o olhar de esposa. Atuantes na igreja, participávamos do grupo de casais com o objetivo de cuidar da nossa espiritualidade como casal. Coordenávamos o EAC (Encontro de Adolescentes com Cristo) e sentia naquele serviço o meu encontro com Deus. Casamos com a certeza de construirmos nossa família alicerçada sobre os mandamentos e direcionamentos cristãos, permanecendo sempre unidos na realização dos seus propósitos. Uma profissional dedicada, que amava sua profissão e encontrava nela a verdadeira missão de servir ao próximo. Conseguia exercer meu ofício com entusiasmo. Cuidar é o meu maior dom. Escolhi ser fisioterapeuta por amor e, ao longo da minha formação, percebi nela a oportunidade de praticá-lo. Eu sempre me preocupei muito com todos à minha volta. Muito atenta às necessidades dos outros, ajudava a quem precisasse, sem medir esforços. Era capaz de deixar minha vida e meus desejos de lado para satisfazer o outro. Abria mão dos meus projetos ou mudava toda a minha programação diária se alguém me pedisse ajuda. Satisfazia-me em poder fazer algo pelos outros, sentia-me muito bem servindo. Era um serviço gratuito, nunca esperava nada em troca. Porém, aos poucos, acabei me esquecendo de quem eu realmente sou, do que eu gosto, do que me nutri. Hoje vejo que o que me distanciou da minha essência, foi o desejo em ser perfeita para os outros, ter a aprovação das pessoas. Preocupava-me demais com a opinião alheia, o que pensavam, falavam e esperavam de mim. Vivia refém dos outros, escrava das opiniões alheias, preocupada com os julgamentos externos. Vivia uma vida sem me reconhecer nela, no automático. Era como um carro desgovernado que segue em alta velocidade à procura de aplausos. Eu deixava a rotina e as coisas terrenas tomarem conta da minha alma. Descobri que isso é viver com expectativa. A expectativa de estar sempre alcançando a aprovação alheia. Tudo isso não alimentava meu espírito. VIVER não é "apenas" dar conta de todas as tarefas que o dia a dia nos exige. Aos 32 anos, fui diagnosticada com câncer de mama. Uma notícia nada fácil. Muitos planos, nossos filhos ainda muito pequenos, aquela notícia paralisou tudo. O câncer congelou meus sonhos, meus projetos, mas desde o primeiro dia do diagnóstico eu decidi que aquele seria o marco das mudanças necessárias para o modo que eu estava vivendo. O primeiro sentimento que tive foi de que aquilo não seria só para mim. Eu sabia que iria respingar em todos ao meu redor, principalmente na minha família, e aquilo me doeu, doeu muito, preocupei muito em como todos iriam ver e viver aquela situação. Eu sabia que todos que vivenciariam comigo aquele processo também iriam experimentar mudanças. O diagnóstico foi a pausa necessária, aquela parada para recalcular a rota do caminho a ser percorrido, e nesse caso, o caminho da vida. Desde o início, encarei o câncer como uma oportunidade de aprendizado. Senti muito forte que através dele eu poderia alcançar muitos ensinamentos. Eu quis aprender com o câncer. Para isso eu me perguntava todos os dias como Deus gostaria de me ver passar por todo esse caminho, como eu iria agradar a Deus. Precisei passar pelo câncer para perceber e reconhecer primeiramente as minhas imperfeições e entender que essa busca incessante pela perfeição só me distanciava cada vez mais da minha essência. Hoje entendo que viver é ser, antes e acima de tudo, fiel e grata aos sonhos que Deus sonhou para mim. É saber equilibrar todas as minhas obrigações de uma forma leve, sem cobranças e exigências a mim mesma. Hoje sei que é enxergando a minha fraqueza que me faço forte, é admitindo todos os meus defeitos e limitações que eu me torno fiel a mim mesma e fiel ao que Deus sonhou para mim. Continuo sendo "a mesma" Camila, porém, o que muda tudo é a gratidão pela vida, pela oportunidade de ainda estar aqui e poder cumprir a minha missão de mulher, mãe, esposa, filha, amiga e profissional, como meu caminho para alcançar o céu.

Relato aqui minha experiência, medos e angústias, mas, sobretudo, minha confiança em Deus. Escrevo esse capítulo da minha vida com um sentimento de extrema gratidão, sem a intenção de ensinar nada a ninguém, mas apenas de compartilhar.

Aqui conto tudo que perdi, mas também o quanto ganhei com o câncer. E, ao final de tudo, percebi que o principal presente foi ganhar a mim mesma. Partilho um pouquinho das muitas curas que o câncer me proporcionou. Com ele, sofri e chorei, mas também cresci e renasci para uma nova vida, uma vida de conversão diária!

SUMÁRIO

A SUSPEITA... 17

ULTRASSOM REVELADOR... 19

CONSULTA COM A MASTOLOGISTA................................... 21

PERCEBENDO DEUS... 25

SINAL DO CÉU.. 29

O DIAGNÓSTICO... 31
Carcinoma Ductal Invasivo Grau III...................................31
O primeiro a receber a notícia...32
Hora de dar a notícia aos mais íntimos...............................37
Lasanha Congelada...41
Viver a cura ou a doença?..42
O dia mais difícil...43
Mudanças necessárias...47

EXAMES E PRIMEIRAS PROVIDÊNCIAS............................. 49
Exames de estadiamento...51

CONVERSA DECISIVA.. 53

UM MOMENTO PARA RESPIRAR....................................... 59
Atenta aos sinais...60

EXPERIMENTANDO A LUZ DIVINA..................................... 61

TUDO É MILAGRE... 65

PRIMEIRA CONSULTA EM SÃO PAULO.............................. 69

DIAS EXTENUANTES... 79

SUSPEITA DE METÁSTASE... 81
Cirurgia para investigação de metástase.............................85

PRIMEIRA QUIMIOTERAPIA... 91
É chegada a hora...93

O PODER DA ORAÇÃO 99

QUEDA DOS CABELOS 101
Permanecendo na presença 104

NOVA IMAGEM 107

O MEDO 111

SEGUNDA QUIMIOTERAPIA – O AMOR CURA 115

CURAS 119

"PEQUENOS" MILAGRES 123

O BEIJO DE NOSSA SENHORA 127

QUARTA QUIMIOTERAPIA 129

DIAS ANTES DA CIRURGIA 131

CIRURGIA 141
Dia do resgate 145

OS DIAS EM SÃO PAULO 151

SURPRESA EXTASIANTE 157

VISITA À NOSSA SENHORA APARECIDA 159

CONTINUAÇÃO DO TRATAMENTO 161
Radioterapia 163
Finalização da radioterapia 165

OS FILHOS NOS CURAM DE NÓS MESMAS 167

DESAFIO COM O PLANO DE SAÚDE 171

SOBRE PERDOAR 177

UM CHAMADO DE DEUS 179

MAIS BEIJOS DE NOSSA SENHORA 183

EXPERIÊNCIA DIANTE DO SANTÍSSIMO 185

FINALIZAÇÃO DO TRATAMENTO 189
Última medicação 190

APRENDIZADOS 193

VIAGEM À TAIPU DE FORA-BA 195

NOVA SUSPEITA 197
    Má notícia 201

"RASPANDO A BORRA" 205

REFLEXÕES SOBRE O SEGUNDO DIAGNÓSTICO 211

INÍCIO DO NOVO TRATAMENTO..................................... 213

CIRURGIA PARA COLOCAÇÃO DO CATETER........................ 215

MAIS QUIMIOTERAPIAS... 217

MAIS RADIOTERAPIAS 221

CURAS ALÉM DAS FÍSICAS.. 223
    Revelação de Jesus..223
    Milagre na Eucaristia...224
    Jesus me chamou por duas vezes 226
    Refletindo a palavra..227
    Viagem à Canção Nova...229
    Confirmação da vitória 230

FIM DO TRATAMENTO 233

VIDA APÓS O CÂNCER... 239
    Seguindo além..241

RETIRADA DO CATETER.. 243
    Um novo destino para meu cateter 248

REFLEXÕES SOBRE A FINITUDE..................................... 251

POSFÁCIO... 255

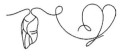

A SUSPEITA

Fevereiro de 2016 - Resolvi desmamar meu segundo filho, o Mateus. Após 11 meses de amamentação, com uma alimentação bem introduzida e com o bebê sem solicitar muito meu leite, estava pronta para suspender o aleitamento. Com isso, como é de se esperar, meus seios se ingurgitaram e apareceram alguns nódulos (leite empedrado). Após algumas semanas, isso amenizou, os seios involuíram (murcharam). Porém, um nódulo permaneceu e percebi que ele crescia. Comecei a achar aquilo estranho e comentei com minhas amigas mais íntimas. Uma delas, que é médica, me despertou para esclarecer esta situação fazendo um ultrassom. Marquei o exame para o final de março, pois estava muito ocupada trabalhando. Além disso, mantinha toda aquela rotina descrita anteriormente, com as crianças, a casa, a igreja e ainda preparando a comemoração do aniversário de 1 ano do meu pequeno Mateus. Também estava organizando uma viagem que faríamos logo depois do aniversário dele. Apesar de certa estranheza com o nódulo, eu estava muito tranquila em relação a ele, nem cogitei que pudesse ser algo grave. Afinal, nunca acreditamos que esse tipo de coisa possa nos acontecer, não é mesmo? Por isso, mesmo com a dúvida do que realmente poderia ser, eu permaneci tranquila.

Assim aconteceu...

Fizemos o aniversário de um ano do Mateus, viajamos só nós quatro para uma praia maravilhosa. Tudo preparado por Deus. Foram dias de integralidade emocional, física e espiritual com os nossos pequenos. Dias de intensa conexão e renovação. Momentos em que, sem sabermos, nos fortalecemos uns nos outros para chegarmos e passarmos juntos pela tempestade que se anunciava.

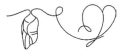

ULTRASSOM REVELADOR

Dia 31 de março de 2016 - Tínhamos chegado há poucos dias da nossa viagem. Acordei e me lembrei que tinha marcado o ultrassom da mama para esse dia. O nódulo já estava totalmente perceptível, e a cada dia percebia que ele crescia e se tornava cada vez mais palpável. De início, pensei que pudesse ser algum tipo de "empedramento" decorrente da amamentação interrompida há pouco tempo, o que me tranquilizava muito. Fui para o exame sozinha, não comentei com meu marido, pois achei que seria alguma coisa rotineira mesmo.

Entrei na sala. Lá o médico já me aguardava. Era jovem, educado e acolhedor. A princípio, não o conhecia, mas durante o exame fomos conversando e descobri que era sobrinho-neto de uma paciente muito querida minha. Enquanto ele fazia seu trabalho, conversamos um pouco sobre essa tia dele na tentativa de deixar aquele momento mais leve. Porém, durante sua análise, ele se mostrou um pouco apreensivo com o que estava vendo. Disse-me que tinha percebido um nódulo heterogêneo. Perguntei se não eram resquícios da amamentação, mas ele, com muita cautela e cuidado, respondeu que não, pois estava bem inespecífico. Ele fez sua análise com muita atenção, parecia não querer acreditar no que estava vendo. Então, me pediu para aguardar lá fora, pois já me entregaria o laudo. Depois de alguns minutos, sua assistente me chamou novamente para a sala de exames, pois o médico queria conversar comigo. Pensei: "Será o que aconteceu?". Entrei e ele me perguntou quem era minha médica, pois achava prudente investigar melhor aquele nódulo com exames mais específicos, a serem definidos por ela. Pediu-me para procurá-la o mais rápido possível para apresentar o laudo e identificar qual seria a próxima providência. Ainda explicou, me tranquilizando, que havia classificado com um alto nível de risco para câncer de mama para a médica adiantar os exames. Me pediu calma, mas ao mesmo tempo agilidade. Percebi ali que, na verdade, ele não quis que eu visse o laudo do exame sozinha, por isso preferiu falar pessoalmente comigo. Entendi como sendo um ato de extrema generosidade. Olhando hoje para trás, vejo naquele médico, assim como todos que cruzaram meu caminho, uma pessoa que valoriza os nossos sentimentos, que tem a percepção de que não somos a doença. Que sabe lidar com o ser humano, que entende que um exame de imagem não mostra a nossa alma, angústias e aflições... exames apenas definem diagnósticos, mas nós não somos diagnósticos, somos pessoas, somos nossas histórias.

Cheguei em casa após o exame e contei para o meu marido, que se mostrou muito tranquilo e tentou me tranquilizar também. Após conversar com ele, liguei para uma amiga mastologista para marcar uma consulta e mostrar o exame. Ao telefone, ela me pediu para ir ao seu consultório no dia seguinte.

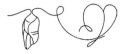

CONSULTA COM A MASTOLOGISTA

Dia 01 de abril de 2016 - Era uma manhã de sexta-feira. Cheguei para a consulta com a mastologista um pouco ansiosa, com o exame de ultrassom nas mãos, sem querer acreditar. Eu queria ouvir dela que aquilo não era nada e que seria sim, apenas algum resíduo da amamentação. Se existiu a fase da "negação", posso dizer que foi esse o momento. Por mais que eu tinha conhecimento da classificação de alto risco, eu neguei essa possibilidade. Mas o que me impulsionava a investigar e esclarecer tudo era muito mais a angústia da dúvida, que me afligiu mais do que o próprio diagnóstico. Por isso eu queria saber logo o que estava acontecendo e rapidamente procurei ajuda. Sou do tipo de pessoa que não procrastina o que tem para ser feito. Dormir e acordar com essa interrogação foi o pior dos sentimentos.

Enquanto aguardava na sala de espera do consultório, sozinha, refleti e enxerguei ali a maneira carinhosa e cuidadosa com que Deus teria colocado aquela mastologista em minha vida. Fui fazendo uma retrospectiva e percebi que cada encontro em nossas vidas tem um propósito que muitas vezes vamos desconhecer.

De uma maneira muito sutil, mas ao mesmo tempo intensa e cheia de amor, Dr.ª Bertha, mastologista, apareceu em minha vida como minha paciente. Ali, naquela sala de espera, acontecia uma inversão de papéis. E é isso que quero refletir agora, sobre as "trocas de funções" que a vida nos impõe.

Bertha é uma mulher linda, serena, tranquila, uma amiga que conquistei exercendo o meu papel como fisioterapeuta. No ano anterior, ela me procurou querendo fazer a fisioterapia gestacional. Cuidei dela por quase um ano, durante a gestação e no pós-parto do seu primeiro filho. Rapidamente a afinidade entre nós se mostrou presente e, assim, posso dizer que nos tornamos amigas. Em cada sessão realizada, pude conhecer um pouquinho daquele coração tão grandioso que ela possui e também perceber o quanto ama e se dedica à sua profissão. A cada dia de atendimento, passava a conhecer e admirar cada vez mais o ser humano que ela é.

E foi ali, no momento em que entrei em seu consultório, enquanto ela estava me consultando, que pude constatar o quanto cada pessoa colocada por Deus em nossas vidas tem sua importância, um "porquê", um propósito. Bertha era minha paciente, porém, naquele instante, experimentei essa inversão. Chegou a hora, a minha vez de ser paciente, de ser cuidada, chegou a hora em que ela iria cuidar de mim.

Refletindo mais a fundo sobre isso, percebi que a troca de papéis nos acontece a todo instante: por um tempo somos filhos, mas logo nos tornamos pais. Por um tempo somos amigos acolhedores, depois somos acolhidos. Num dia sou terapeuta, no outro, paciente. O que é de fato nossa responsabilidade é entender o nosso lugar e definir a forma como agiremos nesses muitos postos que ocupamos.

E quando penso no papel que desempenhamos como profissionais, penso que a expressão "profissionais humanizados" se encontra deturpada. Entendo que, na verdade, somos humanos profissionalizados, pois deixamos o nosso conhecimento técnico-científico sobressair ao nosso humano. Ao ponto de nos esquecermos de que somos pessoas. Tratamos o outro como máquinas ou simples objetos, vamos nos profissionalizando tanto que negligenciamos o fato de estarmos lidando com vidas. O que nos resta depois de um tempo é a necessidade de humanização, reaprendendo a sermos mais "gente". Infelizmente, temos nos esquecido de quem somos verdadeiramente, das nossas limitações, das nossas fraquezas. É comum a crença de que apenas pelo fato de termos doutorados ou mestrados, seremos excelentes profissionais. A meu ver, só alcançaremos essa excelência no dia em que olharmos para nós mesmos e nos reconhecermos pequenos. Reconhecermos que somos nada diante daquele paciente. Reconhecermos que se estivéssemos no lugar dele, prestes a receber o diagnóstico de câncer, iríamos ter os mesmos medos, as mesmas angústias, pelo simples fato de sermos humanos. Nesse dia, talvez, nos tornaríamos profissionais sem nos esquecermos que nossa essência é humana. Aí sim alçaremos a excelência em nossa profissão e atuação. Quem sabe assim conseguiríamos converter o medo desses pacientes na coragem necessária para vencer. Pois, a partir daí, iríamos nos tornar mais acolhedores, sem despertar esse medo da "piedade" nos outros, passando a ofertar compaixão, no sentido de estar "com paixão". E assim aflorar a esperança e provar que sim, existe cura para o câncer. Que sim, existem suportes seguros para se suportar o tratamento, que sim, existe vida após o câncer. Mas, principalmente, saberíamos despertar que a cura vai, e muito além, da esfera física. E que mesmo para os casos em que a medicina já não possui recursos, estaremos juntos. Pois acima de qualquer currículo, somos pessoas como essas PESSOAS, somos humanos como esses HUMANOS e podemos ser um dia paciente como esses PACIENTES.

Outra percepção que tive ali foi que recebemos aquilo que ofertamos. Eu percebi que o grãozinho de mostarda que eu tinha plantado e investido naquela relação, havia se transformado num arbusto lindo! O amor que semeei cuidando dos meus pacientes, inclusive de Bertha, com dedicação e amor, recebi e recebo em abundância de volta, especialmente no cuidado que recebi dela. Assim é a vida! O que eu oferto ao universo é exatamente o que receberei, uma via de mão de dupla, onde o combustível que nos abastece é o amor. Recebemos e abastecemos os outros desse amor. Como São Francisco nos ensina: "É dando que se recebe".

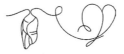

PERCEBENDO DEUS

Tenho Bertha como mais um instrumento de Deus nesse meu processo do câncer, pois foi através dela que recebi o primeiro sinal de advertência e alerta para o que viria pela frente.

Voltando um pouco na cronologia da história, em dezembro de 2015, ainda amamentando Mateus, eu estava atendendo Bertha em sua casa, e de uma maneira despretensiosa, comentei que achava que estava com uma mastite. Ela me examinou ali mesmo, no meio da nossa sessão, e realmente percebeu que a minha mama estava inflamada. Após prescrever a medicação, parou e, muito cautelosamente, disse: "Cá, por que você não para de amamentar? Mateus já está comendo outras coisas, você já teve outras inflamações desse tipo, interrompa a amamentação, o que você acha?". Foi quando eu respondi com convicção: "É verdade, Berthinha! Vou parar de insistir, pois além dele não querer mais amamentar, tá ficando sofrido demais esse aleitamento!".

Assim fiz: desmamei meu filho. Em poucas semanas, após a mama se esvaziar de leite, percebi o nódulo. Hoje entendo que quem falou para eu parar a amamentação através de Bertha, foi o Espírito Santo de Deus. Naquele momento, era Deus quem estava falando comigo: "Para de amamentar, você precisa perceber algo errado que irá acontecer em sua mama". Com ela cheia de leite, o nódulo permaneceria imperceptível. Era preciso parar a produção para ele ficar aparente.

Como tenho certeza que foi Deus que falou através de Bertha? Isso se explica pelo fato daquela não ser uma situação de risco para interromper a amamentação. Uma mastite é facilmente tratável, permitindo a continuidade da amamentação com total segurança. Ela, como mastologista, nunca iria aconselhar uma mãe a parar de amamentar, por esse motivo. Primeiro porque isso é uma decisão particular de cada mulher. A escolha de quando e porque interromper o aleitamento materno é individual e particular, cada mulher sabe seus limites e cabe a cada uma essa decisão. Além disso, a lactação é uma das principais formas de proteção ao câncer de mama. Portanto, amamentar é extremamente benéfico para a mulher. Sendo assim, todo médico e/ou profissional da saúde, além de estimular a amamentação, a tem como aliada na prevenção ao câncer de mama. Por tudo isso, eu não tenho dúvidas: foi Deus! Ele se fez presença através daquelas palavras proferidas por Bertha. Temos tanta certeza disso que, quando comentei com ela esse fato, um tempo depois, ela também se mostrou surpresa com sua atitude. Além de não se lembrar que tinha me dito aquilo, ela me afirmou que nunca teria feito esse tipo de intervenção a nenhuma paciente, exatamente por todos esses motivos que falei.

É dessa forma que acontece quando nos permitimos verdadeiramente sermos instrumentos de Deus. O Espírito Santo nos usa e nem sequer nos damos conta do que está acontecendo e do que estamos fazendo ou falando, somos conduzidos. E Bertha é exatamente assim: ser humano de luz, que se permite ser guiada por Ele. E eu abençoada por entender esses sinais.

Voltando à consulta do dia 01 de abril de 2016 - Entrei em seu consultório. Ao ver o exame de ultrassom e me avaliar, ela, não muito diferente do médico ultrassonografista, também se mostrou apreensiva. Apesar da sua discrição, profissionalismo e doçura, percebi pelo seu semblante que ela não tinha gostado muito do que tinha visto. Logo fiz a pergunta: "É da amamentação, Berthinha?" e ela, bastante enfática respondeu: "Não Cá, não é da amamentação", e continuou a conversa com a frase: "Vamos fazer uma biópsia, tá?" Eu respondi: "Tudo bem, vamos fazer!". Ela continuou: "Te espero hoje à tarde para fazermos", foi sua resposta, sem me dar muitas opções. Ela percebeu a seriedade daquele nódulo e por isso teve pressa em esclarecê-lo.

Saí de lá e fui para casa. Assim que cheguei, recebi uma ligação da secretária dela me pedindo para voltar, pois Bertha queria realizar a biópsia naquela hora mesmo. Aquela ligação me deixou apreensiva, mas como sou extremamente resolutiva, respondi à secretária que iria imediatamente. Liguei para o meu marido para chamá-lo para me acompanhar e só naquele momento foi que eu expliquei melhor tudo que estava acontecendo. Ele saiu rapidamente do trabalho e fomos juntos ao laboratório para fazer o procedimento da biópsia. Enquanto esperávamos Bertha chegar, conversamos um pouco e durante toda a nossa conversa, não queríamos acreditar que podia ser algo mais sério. O tempo todo afirmávamos que não seria nada e conversávamos outros assuntos, tentando deixar aquela tensão mais tênue. Uma coisa que muito me marcou durante o procedimento foi uma frase que Bertha me disse. Num tom de extremo carinho, mas também de muita angústia, ela me disse, segurando firmemente minha mão: "Cá, eu sei que não é bom para você estar aqui nessa situação, mas queria te dizer que não está sendo bom pra mim também não, viu? Estar com uma AMIGA aqui é muito difícil". Recebi aquela frase como uma declaração de amor fraternal, um amor gratuito. Mas também foi clara a sua aflição, suspeitando de algo mais sério. Naquela frase eu pude sentir o apoio e segurança de uma verdadeira amiga que estendia sua mão e dizia com o coração: "Você não está sozinha!". Acredito que Bertha já sabia a gravidade, mas não podia me dizer sem antes comprovar pelo resultado da biópsia que só sairia após sete dias.

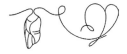

SINAL DO CÉU

Saímos do laboratório e fui levar meu marido em seu trabalho. Quando o deixei na porta da sua empresa, percebemos que havia um senhor, nosso conhecido, esperando por ele. Abordou-o ainda na calçada antes do meu marido entrar. Olhei aquela cena pela janela do carro e percebi que eles começaram a conversar. Despedi-me de Léo e fui embora para casa. À noite, quando ele chegou, foi logo me contando o que havia acontecido naquele momento que o deixei em sua empresa.

Extremamente emocionado, me chamou para me contar detalhadamente o que aconteceu. Começou me explicando quem era aquele senhor, me disse que ele tinha sido um grande amigo do meu sogro. Após se cumprimentarem, ele colocou a mão no bolso da sua camisa e disse ao meu marido: *"Vim lhe trazer um presente que está guardado comigo há 28 anos!"*. Tirou uma caneta de dentro do bolso e continuou perguntando ao meu marido: *"Você reconhece essa caneta?"*. Meu marido pegou aquele objeto e se emocionou dizendo: "É do meu pai!". Aquele senhor explicou: *"Sim, é do seu pai! Ele esqueceu esta caneta em meu escritório na última vez em que estive com ele. Guardei para devolver em breve, pois sempre nos encontrávamos, mas logo em seguida ele adoeceu e rapidamente faleceu. Por isso não tive oportunidade de devolvê-la. Ela está comigo esse tempo todo e hoje eu quero entregá-la a você"*.

Este senhor teve várias oportunidades de passar aquela caneta às mãos do meu marido durante esses 28 anos, mas não o fez. Quis Deus que ele fizesse isso exatamente naquele dia, o dia do exame da biópsia, o exame que dava início à nossa batalha contra o câncer.

Meu sogro morreu em decorrência de um câncer na cabeça. Infelizmente não o conheci, meu marido ainda era criança quando o pai faleceu, tinha dez anos de idade. Digo infelizmente porque todos que o conheceram, falam sempre muito bem dele. Um homem extremamente íntegro, de caráter invejável, muito brincalhão e divertido. Por onde passava, fazia amizade. Além de bonito fisicamente, alto, olhos azuis, charmoso, era dessas pessoas que marcam por sua alegria de viver por onde passam. Verdadeiro exemplo de que a maior herança que deixamos para nossos filhos, netos, bisnetos... é aquilo que estamos cultivando nos corações das pessoas que passam por nossa vida. Sempre quando penso no meu sogro, mesmo sem tê-lo conhecido pessoalmente, me vem a reflexão: "Qual marca eu estou deixando nas pessoas ao meu redor? Como elas irão lembrar de mim?".

Roberto Gonçalves da Silva foi, com certeza, um homem, que apesar de não ter tido a oportunidade de criar seus filhos pelo tempo que gostaria, muito menos conhecer seus netos, deixou a sua mensagem de amor, leveza e alegria para se viver a vida. Sua essência ainda exala aqui e a sua vida ainda pulsa em nós.

Ele deixou, além de esposa e quatro filhos pequenos, sua marca de alegria, bom humor e companheirismo tatuados no coração de cada pessoa que cruzou sua vida. Todos que contam suas histórias não deixam de recordar da sua alegria.

Para nós, o recebimento da caneta foi, com certeza, uma manifestação de Deus dizendo que não estávamos sozinhos. Naquele momento, meu marido pôde sentir a proteção e segurança do olhar do seu pai por ele, por nós. Hoje entendemos que o que ele quis com isso, foi nos mostrar que sempre olhará por sua família. Intercedendo por nós junto ao Pai. Apesar de não entendermos direito como isto se dá, podemos senti-lo. Mesmo sem tê-lo conhecido, pude sentir sua presença naquele dia. Tenho para mim que ele escolheu o dia que iniciamos nossa luta contra a mesma doença que o tirou de nós, para curar meu marido de todo e qualquer medo, de qualquer angústia mascarada pela perda do seu pai. Ele escolheu o dia que iniciaria a nossa mais árdua luta para nos dizer que está sempre conosco! Para continuarmos com nossa fé inabalável! Pois temos um anjo muito forte zelando por nós lá no céu. E que Deus pode tudo!

Quis meu marido que essa caneta me acompanhasse durante todo o processo de tratamento. Aquele objeto foi para mim a presença em espírito do meu sogro e sua bênção, concretizada e materializada. Foi também uma proteção para cada procedimento a que fui submetida. Trouxe-nos o sentimento de gratidão pelo tempo que ele passou com sua família e a aceitação de que sua missão foi cumprida lindamente aqui na Terra, deixando gravados em nós sua alegria e ensinamentos. Deu-nos muita, muita ESPERANÇA, de que dessa vez seria diferente. E foi! Jesus me curou! E tenho certeza de que foi através da intercessão do "vovô Roberto", nosso anjo!

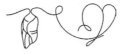

O DIAGNÓSTICO

Dia 07 de abril de 2016 - Era o dia do resultado da biópsia, porém eu tinha muitas coisas para resolver. Seria a apresentação do nosso filho na escola. Lembro-me que o tema da apresentação era "Circo" e ele ia representar um cachorrinho. Ele estava muito feliz e empolgado com este momento. Eu estava bastante atarefada nesse dia, mas organizei meu tempo de forma a poder buscar o exame no horário previsto. O resultado sairia entre 17h e 17:30h, e foi exatamente nessa hora que eu fui dirigindo com os meus filhos para o laboratório. Eu já estava sozinha em casa com eles, pois meu marido ainda estava trabalhando e as minhas fiéis escudeiras, Ana Paula e Brenda (funcionária e babá), já tinham ido embora. O trânsito nas ruas estava intenso e eu já estava preocupada com a hora da apresentação. Ainda tinha que buscar meu marido no trabalho e arrumar as crianças para irmos para a escola. Desci rapidamente do carro com os meninos, entrei no laboratório e logo fui atendida. Peguei o envelope que continha o resultado da biópsia e voltei para o carro com muita pressa. Coloquei os meninos em suas cadeirinhas, sentei-me no banco do motorista e, antes de colocar o cinto de segurança e começar a dirigir, decidi abrir o envelope. Ao desdobrar aquele papel, fui logo correndo o olho para o final da folha, onde consta a conclusão do exame.

Carcinoma Ductal Invasivo Grau III

Ao ler aquele resultado, meu corpo esfriou, senti como se tivesse caído uma ducha bem gelada sobre mim, da cabeça aos pés. Uma sensação de anestesia. Pensei: "E agora? E agora, o que irá me acontecer? E agora, será que eu vou morrer? E agora, como os meninos ficarão? E agora, como eu irei contar para os meus pais? E agora? E agora?". Em poucos segundos fiz várias perguntas a mim mesma. Mas não encontrei respostas para nenhuma delas.

Abaixei a cabeça encostada no volante, fechei os olhos e tive uma visão. Enxerguei-me caminhando por uma estrada e, de repente, me deparei de frente a um abismo. A única opção que eu tinha era de pular ali, pois quando tentei olhar para trás procurando aquela estrada por onde eu vinha caminhando, ela já não existia mais. Era um caminho sem opção de voltar, só restava seguir e pular. Foi essa a sensação que tive ao receber o diagnóstico: Pular num abismo!

Eu sabia que se tratava de um câncer. A minha formação profissional me dava esse entendimento. Eu tinha noção do que viria pela frente, o que aquele abismo me apresentava, só não sabia que Deus iria me dar um paraquedas para eu olhar para o abismo de cima. Esse paraquedas eram as asas do Senhor que me sustentariam e não me deixariam cair. Foram suas asas que me ajudaram a sobrevoar aquele lugar assustador, através do amor da minha família, do cuidado dos meus amigos, de cada pessoa que cruzou o meu caminho. Desde as flores das árvores e também nas folhas secas, desde a chuva e também nos raios do sol, em tudo eu percebi Deus. Ele se tornou cada dia mais palpável para mim. Foi assim que eu visualizei e entendi todo aquele processo.

O primeiro a receber a notícia

Naquele momento, ainda com a cabeça recostada no volante, escorreu uma lágrima no meu rosto, mas não permiti que caíssem outras, pois estava sozinha e não queria deixar os meninos perceberem nada. Uma vontade impetuosa de encontrar meu marido tomou conta de mim. Antes de começar a dirigir, olhei para o retrovisor e enxerguei ali naquele reflexo as vidas que iriam me fazer seguir, a imagem dos meus filhos pelo retrovisor foi a mola impulsora que encontrei naquele momento para não desabar. Olhei para eles e percebi o quanto eles precisavam de mim e eu deles. Saí dirigindo do laboratório direto para a empresa do meu marido. Estava ansiosa para encontrá-lo e dividir todo medo e insegurança que tomavam conta de mim. Leo é a pessoa que tanto amo e é meu verdadeiro companheiro, amigo e amparo. Ele é aquele que escolhi para estar ao meu lado na saúde, e era chegada a hora de vivenciar o outro lado desta moeda, o da doença. Eu não via a hora de encontrá-lo e me derramar em seus braços. Cheguei lá, parei e esperei no carro com os meninos até ele vir. Uma aflição tomou conta de mim neste momento, comecei a tremer imaginando como ele iria receber aquela notícia. Quando ele entrou e se sentou no banco do passageiro, não consegui esperá-lo falar nada. Antes mesmo de nos cumprimentarmos, peguei o papel do resultado e o entreguei.

Assustado com minha atitude e sem entender nada, me perguntou o que era aquilo. Ele não se lembrava que era o dia do resultado, não estava esperando. Respondi com a voz embargada: "Isso é o resultado da biópsia, Vida" (apelido carinhoso que chamamos um ao outro). Ele me perguntou: "E o que deu?". Respondi com a frase: "Deu ruim, estou com câncer!!!". Naquele momento, não consegui controlar as lágrimas e comecei a chorar. Ele ainda tentando processar tudo, mas antes mesmo de ler o resultado, soltou o papel e me abraçou bem forte dizendo: "Vida, você não está sozinha, olha eu aqui com você, vai ficar tudo bem", e permaneceu abraçado comigo repetindo várias vezes aquelas palavras. Em seus braços eu já pude me sentir segura, e por mais que eu ainda estivesse preocupada com os meninos presenciando toda aquela cena de choro, eu me permiti chorar, me permiti sentir medo, me permiti ser fraca, me permiti receber o colo. Com meu marido ali, nossa família estava amparada, estávamos completos. Ainda abraçados, ele continuou enfatizando: "Você não está sozinha, meu amor, eu estou aqui!". E ficou falando essa frase repetidamente. Neste momento, nosso filho Pedro, que estava no banco de trás assistindo toda aquela cena, nos interrompeu e disse: "Mas papai, olha eu e Mateus aqui também, nós somos uma família!". Num tom de: "Não é só você que está com a mamãe, vocês não estão sozinhos, somos nós quatro, somos uma família". Pedro não tinha nenhuma noção do que estava acontecendo ali naquele banco da frente. Não tenho dúvida que foi mais uma vez a voz do Espírito Santo nos acalmando e trazendo a paz e esperança, pela vida do nosso filho. Ouvindo aquela voz tão mansa, doce e pura do nosso pequeno de apenas 4 anos, cresceu em mim uma força nunca antes experimentada. Naquele momento eu parei de chorar e fui falando pra mim mesma: "Eu não estou sozinha, eu vou vencer, por mim, por vocês, por nós, por nossa família, eu vou vencer!". Aquela fala me fortaleceu e despertou em mim uma vontade de lutar. Por mais que todos os temores permanecessem, foi naquele momento que eu fui impulsionada a seguir. Como se eles provocassem em mim a cura da minha incredulidade, a cura de mim mesma. Meus filhos têm um poder de mudar meu foco, de me livrar dos pensamentos negativos, da falta de coragem, da vontade de desistir, do desânimo, da tristeza, da dor, da fraqueza, do desespero. Eles me curam dos meus defeitos, pois para eles tento dar os melhores exemplos. Por eles quero mudar, quero ser melhor a cada dia. Entendi nesse dia perfeitamente o sentido da frase: "Os filhos nos salvam de nós mesmas!". Por eles, nos restabelecemos e somos capazes de enfrentar com coragem qualquer batalha! Ali me entreguei sem reservas ao plano de Deus para minha vida. Decidi confiar em sua misericórdia para me fortalecer!

Seguimos para casa, já estava na hora de nos arrumarmos para a apresentação na escola do Pedro. Antes de ir para o colégio, liguei para Bertha, que já tinha me avisado que estava viajando, mas mesmo assim me atendeu prontamente. O laboratório já tinha comunicado a ela o resultado do meu exame, mas ela preferiu esperar minha ligação. Conversamos rapidamente, ela muito sensível e doce como sempre, conseguiu me passar muita tranquilidade e paz, apesar de estar diante de um diagnóstico muito sério. Sabendo que estávamos entrando numa corrida contra o tempo, ela me disse que já havia providenciado e agilizado tudo que eu ia precisar, me explicou que já tinha deixado em seu consultório os pedidos dos próximos exames que eu deveria realizar.

Sabemos que não podemos perder tempo diante do câncer. O acesso e agilidade com os exames são fatores determinantes, pois quando o câncer é combatido no início, aumentam-se consideravelmente as chances de cura. É como uma praga numa plantação. Começa numa folha e vai se alastrando para os outros galhos e mudas, até tomar conta de toda uma lavoura. Quanto mais tempo se passar sem se tomarem providências para controlá-la, mais ela irá se alastrar. Por isso, um único dia faz muita diferença.

Esses exames preliminares serviriam justamente para mostrar a extensão do tumor e assim planejar a melhor estratégia para iniciar seu controle e combate, o que chamamos de estadiamento da doença.

Descobri o nódulo durante um banho. Não tenho nenhum fator de risco para o câncer, não me enquadro em nenhum deles. A minha mãe vem de uma família de seis filhas. Minha avó materna também só tem irmãs, são quatro. Meu pai é o único homem de sua casa, também só tem irmãs, duas. Posso dizer, então, que venho de uma família predominantemente "feminina". Penso que o fato de eu não ter nenhuma justificativa hereditária para ter tido o câncer seja, no mínimo, um alerta de que nenhum de nós está livre dele. Essa doença não escolhe somente determinadas pessoas, pode acometer qualquer um, não faz distinção de etnia, idade, gênero, hábitos. Afinal, nada é regra na medicina: uma pessoa pode ter muitos fatores de risco e não apresentar a doença (mesmo que suas chances sejam maiores comparadas a outra que não tem nenhum fator). Já outras como eu, sem nenhuma predisposição, pode sim, ser diagnosticada. E é exatamente aqui que está a questão do cuidado e prevenção, mesmo não apresentando nenhuma dessas condições.

Até o meu diagnóstico, não existia nenhum caso de câncer na minha família. Amamentei meus dois filhos, fato que é considerado como aspecto de proteção ao câncer de mama. Além disso, não fumo, não bebo, não sou sedentária, tenho estilo de vida saudável e os meus testes genéticos (exames que confirmam a probabilidade de mutação genética) também deram negativo, ou seja, não tenho nenhum dos fatores de predisposição ao câncer.

Por isso, digo que ser ou não ser acometido por essa doença não é matemático. O alerta que quero levantar é que nenhum de nós está livre disso, porém, o conhecimento do nosso corpo e o cuidado com ele é sim de nossa responsabilidade. É importante nos conhecermos bem para quando, e/ou se, algo diferente acontecer, percebermos no início, pois foi o diagnóstico precoce que salvou a minha vida. Foi porque eu conhecia meu corpo que notei que aquele nódulo não fazia parte de mim. A vida é feita de escolhas. Pensando assim, vejo o quanto devemos optar por ter hábitos saudáveis. Sim, muitas pessoas vivem desmedidamente, fumam, bebem, alimentam-se mal e se justificam falando: "Fulano nunca fumou e morreu de câncer, por isso eu vou fumar", ou "Ciclano nunca bebeu, nunca fumou e teve câncer, por isso vou beber e fumar". Porém, como eu disse, a vida é feita de escolhas. Se a pessoa sabe que o cigarro é um dos principais fatores de risco para o câncer, para que vai se arriscar com este hábito? Enfim, estamos falando aqui dos chamados "fatores de risco comportamentais modificáveis". Como o próprio nome diz, aqueles que podemos mudar. Só depende de nós. Praticar atividade física, ter bons hábitos alimentares, tudo isso está ao nosso alcance. O que estamos fazendo? O que estamos deixando de fazer? Qual a nossa responsabilidade diante disso? Costumo falar que prefiro não dar "chance para o azar". Se tiver de acontecer algo desafiador em minha vida, irá acontecer, mas não por opção minha. O fato de saber que eu não havia colaborado para o surgimento do câncer, me acalentou.

É por isso que devemos resgatar a nossa responsabilidade e cuidado com o nosso corpo. Somos templos do Espírito Santo e o nosso dever é zelar por essa morada. Essa atribuição é intransferível. Se não dermos o primeiro passo, o do autocuidado, o médico não poderá fazer nada para prevenir ou remediar uma ameaça à sua saúde. É necessário ter coragem e buscar orientação com os especialistas, não dá para negligenciar os sinais que o nosso corpo nos dá. Ninguém melhor do que você mesmo poderá perceber o quanto antes se algo estranho estiver acontecendo. O seu primeiro médico é você. E para isso precisamos do autoconhecimento, emocional, espiritual e físico. Conhecendo nosso corpo, iremos nos cuidar, realizar nossos exames preventivos anuais, e se algo diferente acontecer em nosso corpo, iremos notar imediatamente. Assim é possível obter o diagnóstico inicial, determinante para aumentar as chances de cura.

Mas eu sei também que um fator limitante e até paralisante é o medo de um possível diagnóstico. Ele toma conta de nós e ele nos paralisa, nos impede de investigar, de nos tocar, de procurar ajuda. Esse medo nos distancia da nossa própria cura. Não falo agora somente para aquelas pessoas que irão passar pelo tratamento do câncer, mas para todos de uma maneira geral. Cada um de nós tem suas batalhas, são muitas as circunstâncias que temos que vencer diariamente. Sugiro agora que você substitua a palavra câncer mencionada aqui, pelo desafio que lhe foi imposto hoje e faça as mesmas perguntas que eu me faço: Qual o nome dele? Como ele lhe desafia? Quem ele lhe pede para se tornar? Qual a melhor estratégia e melhor recurso você tem para vencê-lo? Seja ele trabalho, finanças, relacionamento conjugal, filhos... seja lá qual for, muitas vezes não escolhemos passar por ele. Eu não desejei o câncer! Ele chegou sem pedir licença e o que me restou foi adquirir coragem para lidar com isso. Eu fui obrigada a entendê-lo primeiro para depois organizar minhas melhores armas para combatê-lo. Não tive a opção de tê-lo, mas tinha a opção de escolher como iria enfrentá-lo. Acredito que para vencer qualquer desafio precisamos, inicialmente, ter a coragem do enfrentamento! A minha dor e minhas dificuldades não são maiores do que as de ninguém. A cada um cabe o seu sofrimento. Nessa minha trajetória de resgate da minha saúde, ouvi muitas histórias de mulheres que preferem ignorar um possível diagnóstico inicial, por medo da doença, medo do preconceito, medo do tratamento, medo do olhar de "piedade" das pessoas, medo dos julgamentos e, muitas vezes, medo do abandono. Mas mais uma vez digo: *O MEDO NOS PARALISA E NOS DISTANCIA DA NOSSA PRÓPRIA CURA!* Não vou dizer que não senti medo. A angústia da espera por um possível diagnóstico, a expectativa de como seria o tratamento e as perguntas sem respostas me atormentaram bastante. Mas decidi enfrentar, esclarecer, investigar. Decidi tratar e assim decidi me curar, não só física, mas emocional e espiritualmente. Perguntei a Deus: "O que queres de mim, meu Senhor? O que queres que eu aprenda? Como irei agradar a vós? O que tenho para aprender com essa fase da minha vida? O que esse diagnóstico trará de ensinamentos para mim?". Essas foram as perguntas que me guiaram a percorrer essa viagem interior.

Hora de dar a notícia aos mais íntimos

Naquele dia da apresentação, tentando não demonstrar nossa aflição, seguimos para o colégio. Fiquei muito emocionada durante todo o evento. Assistir Pedro dançando e cantando feliz da vida, sorrindo e acenando para mim, me fez clamar pela misericórdia de Deus em minha vida. Minha alma gritava ao Senhor pela minha cura, pedia pela chance de ver os meus pequenos crescerem, pedia pela chance de poder criá-los. Eu abraçava Mateus forte e olhava para ele, ainda tão bebê no meu colo, sem acreditar no que estava acontecendo. E só clamava a Deus a graça de vê-lo crescer. Era uma imensidão de angústias e medos. E, em meio às lágrimas, olhando para meus filhos, me veio a vontade de viver. E essa vontade se tornou extremamente maior do que todos aqueles sentimentos. Então, quando acabou a apresentação, olhei para trás do ginásio e lá estavam alguns dos nossos familiares, que foram prestigiar a apresentação do Pedro, eram eles: minha sogra, meu irmão Juninho, minha prima Analívia (madrinha de Mateus), minha cunhada Laura (madrinha de Pedro) e suas filhas (minhas afilhadas).

Quando vi todos eles, meu coração apertou, meu estômago "embrulhou", minhas mãos esfriaram. Tudo isso porque eu sabia que tinha chegado o momento de contá-los sobre o resultado. Uma disfarçada tranquilidade me acalentava ao perceber que meus pais não estavam ali. Naquele momento, o que mais me afligia era como eu iria dar a notícia a eles. Dizer aos nossos familiares naquele dia foi apenas uma demonstração sofrida de um momento posterior que seria ainda mais doloroso: falar para os meus pais.

Ao encontrar com todos no final do evento, ficamos conversando um pouco. Tentei disfarçar minha aflição. Mas não teve como fugir, eu estava muito emocionada e meu irmão foi o primeiro a perceber que eu não estava bem. Ele se lembrou do resultado da biópsia e me abordou dizendo: "Cami, está tudo bem? Você chorou muito na apresentação, né? Está acontecendo alguma coisa? O resultado do seu exame sai que dia mesmo?".

Antes de responder todas as perguntas que ele me fez, eu o abracei bem forte... Contar para meu irmão foi o início da batalha mais difícil para mim. Foi mergulhada naquele abraço, com o rosto escondido em seu peito, que eu respirei fundo e, sem olhar nos seus olhos, e com a voz embargada, respondi: "Ju, eu estou com câncer de mama". Após escutar aquilo, ele permaneceu calado e me abraçou apertado. Por alguns minutos, continuamos assim e nos fortalecemos um ao outro naquele abraço. Foi no silêncio que se deu que eu recebi todo seu amor, carinho, proteção e apoio. Saímos discretamente de perto da nossa família e choramos juntos. Logo ele parou, me soltou, olhou fundo nos meus olhos e me disse com muita firmeza e segurança: "Vai ficar tudo bem! Está me escutando, Cá? Vai ficar tudo bem!".

Minha cunhada percebeu que saímos chorando e quis saber o que estava acontecendo. Meu marido respondeu dizendo a ela para ir conversar comigo. Ela, então, nos perguntou. Meu irmão saiu e nos deixou sozinhas. Fomos eu e ela para o banheiro da escola, pois eu não queria que as crianças percebessem o meu estado. Lá, contei para ela dizendo: "Laura, eu estou com câncer de mama!".

Sentia que cada vez que eu falava essa frase meu coração se espatifava. Choramos juntas, e ela também disse a mesma coisa que meu irmão: "Vai ficar tudo bem, Mimía" (apelido carinhoso que eles me chamam). Pedi para ela falar com minha sogra, porque eu não tinha mais condições de repetir aquilo para ninguém.

Dar a notícia para todos ao meu redor foi um desgaste muito grande para mim. Eu me sentia esgotada e por isso comecei a pedir que me ajudassem. Senti que com o meu diagnóstico, meu marido e sua família reviveram, de certa forma, o diagnóstico do seu pai. Era a segunda vez que aquela doença os atingia. Apesar de não terem muitas recordações do adoecimento do seu pai, toda aquela dor e aflição da possibilidade de perder alguém que amavam os ameaçava novamente. É uma experiência bastante dolorosa que eles já haviam conhecido. Porém, diferente do que eu imaginei, minha sogra, muito sábia que é, não permitiu sofrimento a nenhum de nós, nem mesmo a ela. Ela é uma mulher muito espiritualizada e religiosa e, como fez na época do seu marido, repetiu dessa vez comigo, com toda maturidade e evolução adquirida em sua vida. Durante o meu tratamento, ela não deixou em nenhum momento que vivêssemos o peso da doença. Manteve-se em constante oração e sempre tinha palavras confortantes e de esperança para nos ofertar. Ela soube contornar de maneira admirável cada circunstância e atribulação que o adoecimento causou em nossa família. Mesmo com seu silêncio, conseguia falar muito a todos nós. Não é só o doente que fica doente, todos adoecem juntos. E com isso vem um processo de reorganização familiar, que é acompanhado de muitas curas, pois as pessoas passam a ter funções que nunca haviam sido delas. O doente sai da cena e deixa de realizar muitas das suas tarefas. Além disso, ele ainda precisa de cuidados, ou seja, requer o cuidado dos outros. Tudo isso fica pesado para ele e para todos ao seu redor. O processo de adoecimento gera uma sobrecarga em toda rede familiar. Porém, a família unida vence suas dificuldades e é ali que acontecem as principais curas. O PERDÃO, a COMPAIXÃO e o NÃO JULGAMENTO foram para mim as principais curas realizadas em nós.

Eu enxergava aquele momento que estávamos vivendo como uma casa bem bagunçada. Chega o dia da faxina e é preciso tirar tudo do lugar, limpar todos os objetos e depois organizá-los. Todavia, isso pode gerar alguns conflitos, porque toda a família é tomada por inúmeros sentimentos. O primeiro é o de impotência, que causa grandes desordens emocionais que precisam ser ressignificadas. Foi isso que minha sogra nos ensinou: a respeitar e aceitar os limites de cada um, a não cobrar nada de ninguém. Isso nos ajuda a não exigir do outro, pois cada um oferece aquilo que está dentro das suas possibilidades. Pensando assim, conseguimos agradecer e reconhecer todo o empenho e ajuda que chegam até nós. Uns irão fazer mais, outros menos, mas será sempre o tudo de cada um. E está tudo certo.

Toda a família do meu marido é, para mim, como minha família. A minha relação com meus cunhados é realmente de irmandade. Minha cunhada é minha confidente, aquela irmã que eu não tive. Temos uma intimidade e respeito incontestáveis. Foi com eles que tudo se tornou mais leve. As brincadeiras, o cuidado, as piadas feitas em cada dificuldade, era tudo isso que me energizava e alegrava.

Voltando ao colégio, nos despedimos de todos ali e antes de irmos para casa, meu marido sugeriu que fôssemos à igreja. "Precisamos rezar diante do Santíssimo e de Nossa Senhora, entregar a quem tudo pode!", ele me disse. Seguimos para a igreja Rosa Mística, paróquia que frequentamos. O templo já estava fechado, pois já passava das 21h. Contudo, na parte de fora da igreja, tem uma gruta com a imagem de Nossa Senhora Rosa Mística que fica do lado de fora. E foi ali que ficamos, nos ajoelhamos e rezamos juntos. Nós quatro, eu, meu marido e os meninos, permanecemos ali por um tempo, unidos, exatamente como Pedro tinha dito mais cedo no carro, fizemos valer aquela frase: "Nós somos uma família". Em silêncio, cada um fez sua oração individual. Eu estava com Mateus no colo e só imaginava Maria segurando Jesus. Olhando para sua imagem, clamei à Ela que me sustentasse, pedi sua força e serenidade. Mas eu precisava mesmo era do seu colo, do seu olhar de MÃE por mim, por nós. Tentamos explicar sucintamente para Pedro o motivo de estarmos ali. Dissemos que eu estava com um "dodói" no peito e que estávamos pedindo a Papai e Mamãe do Céu para me curar.

Ele não questionou nada e, mesmo sem entender muito bem, participou da nossa oração. Permanecemos na igreja por um tempo, nos deitamos no colo de Maria. Entregamos nossas vidas, medos e aflições nas mãos d'Ela. Pedimos muito sua intercessão pela minha saúde e, principalmente, por minha cura. De joelhos, eu visualizei minha vida, meus planos, meus sonhos e a única coisa que eu pedia era para ver meus filhos crescerem. Lavei ali, em lágrimas, a minha alma.

Seguimos para casa, meu irmão e minhas amigas já estavam lá esperando por nós. Apenas minhas amigas mais próximas ficaram sabendo do resultado naquele mesmo dia. Contei a elas por mensagem em nosso grupo do WhatsApp quando estava a caminho do colégio para a apresentação.

Os meninos dormiram e fomos conversar na varanda do nosso apartamento. Estávamos eu, meu marido, meu irmão e quatro dessas minhas amigas. Duas deste grupo não estavam presentes naquele dia pois moravam em outra cidade. Ali conversamos muito, chorei muito. Enquanto todos tentavam me passar tranquilidade e segurança, refletimos muito sobre qual seria o propósito daquilo tudo. Nunca fiz a pergunta do "por que" do câncer, mas a todo momento eu já estava atenta ao "para que".

Apesar de toda essa sensação de esperança, em querer aprender com o adoecimento, em descobrir todas as modificações que esse processo me traria, existia uma missão muito difícil a ser realizada. Foi a pior de todas: estar diante dos meus pais e ter que falar com eles sobre o resultado. Naquele dia, essa era a minha maior preocupação. Fiquei realmente angustiada, sentia calafrios e extremamente tensa pensando em qual seria a melhor forma de dar a eles aquela notícia. Como se existisse alguma forma melhor para se fazer isso! Eu pensava que minha mãe não iria suportar aquela dor e uma sensação de culpa corroía a minha alma por provocar algo tão terrível neles: a dor de ver sua filha com uma doença tão grave, que ameaçava sua vida.

Meu marido e minhas amigas também expuseram suas reflexões e me acolheram e acalentaram com suas palavras de amor e força. Eles tentavam aliviar minha aflição sobre comunicar meu diagnóstico para os meus pais. Meu irmão, ainda muito assustado, permaneceu sentado no chão abraçado comigo o tempo todo e foi de poucas palavras, parecia estar tentando digerir todas aquelas informações. Chorei muito, mas também brincamos, rimos, fizemos piadas imaginando como seria toda aquela fase. Ali o tempo foi passando e já era tarde da noite. Quando uma das meninas, que estava grávida, disse que estava com fome.

Lasanha Congelada

Essas amigas são as mais antigas que tenho. Daquelas que dividimos e podemos contar tudo umas para as outras sem julgamentos, sendo verdadeiramente quem nós somos, com todos os nossos defeitos, sem máscaras. Nos conhecemos desde a nossa adolescência e cada uma tem sua importância e história na vida da outra. Somos um grupo de sete amigas: Anamaria, Bruna, Izabela, Lívia, Maíra, Mallirra e eu. E é em momentos como estes que precisamos recrutar nossos verdadeiros amigos. Aqueles que sempre, e em qualquer circunstância, vão nos dar suporte, aqueles com quem podemos ser nós mesmos, diante de quem podemos rasgar nossa alma, pois eles conhecem verdadeiramente nosso coração, nossa essência.

Naquele dia, estávamos cada uma numa fase totalmente diferente de nossas vidas. Tinha primeira gravidez, tinha casamento marcado, tinham empregos novos e desafiadores, tinha mudança de cidade, tinha realizações de sonhos antigos, e agora tinha um CÂNCER. Todas com muitas expectativas, incertezas e desafios à frente, mas o meu diagnóstico tirou todas dos seus lugares para se juntarem a mim. E mesmo em meio a tantos medos, elas conseguiram trazer alegria e descontração e fizeram aquele dia mais leve. Lembro-me que foi ali naquela varanda, naquele momento em que todo o tratamento ainda estava tão indefinido, que brindamos a minha cura. Mesmo diante de várias interrogações, decidimos viver e vislumbrar ali o dia em que tudo aquilo iria se finalizar e a minha cura seria celebrada. Decidimos juntas que olharíamos apenas para "o dia da cura". Dia que parecia estar tão distante, mas que trouxemos para aquele momento. Brindamos a minha cura com água e uma lasanha congelada que uma delas tinha levado, pois era "apenas" o que tínhamos naquele momento. Assim, como aquela comida, sem muito sabor e congelada, estavam os nossos recursos. Iniciava-se ali o tempo da espera e definição de tudo que viria pela frente. Entretanto, a fé e esperança pulsavam em nossos corações e foi isso que deixou aquele cardápio o mais apetitoso de todos. Choramos, rimos e celebramos na certeza de um novo amanhecer.

Essas são as minhas amigas, aquelas que são capazes de comer uma lasanha congelada e achar uma delícia, pois degustamos o sabor de estarmos JUNTAS. Elas fazem parte da minha riqueza e por isso nos chamamos de "Meninas Ricas". Ricas pelo simples fato de termos umas às outras!

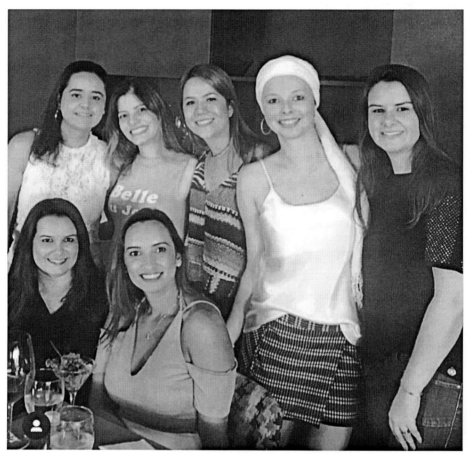

Imagem 1 – Meninas Ricas – MR

Viver a cura ou a doença?

Foi ali naquela varanda que me vi diante de dois caminhos: o da doença e o da cura. Decidi então que iria ser feliz em meio ao caos que se aproximava. E foi a partir daquele dia que optei por ser verdadeiramente feliz. Eu tive que aprender a ser mais leve com o câncer. Porque a doença já é pesada demais por si só. É um processo doloroso e cruel. O tratamento faz doer não só o físico, mas também a alma. E se eu não aprendesse a deixar essa carga mais suave, eu não conseguiria superá-lo. Naquele momento do diagnóstico, compreendi que a vida estava acontecendo naquele minuto, naquele agora, no meio daquele caos. Foi ali que entendi a urgência em ser feliz! Não dá pra deixar para amanhã, a vida é o hoje, a vida é o agora! Por isso, decidi naquela varanda que iria viver apenas a cura e não a doença! Viver a cura, em todos os aspectos que a vida nos presenteia: físico, emocional e espiritual. Atenta a todos os sinais e prodígios de Deus. Olhar com amor e gratidão para tudo, convertendo toda dor em amor. Superando toda dificuldade e usando a alegria de Jesus como minha principal força. Nesse dia, pude compreender o sentido do primeiro mandamento de Jesus: "Amarás o Senhor, teu Deus, de todo o coração, de toda a alma e de todo o entendimento". Amar sob todo entendimento e sem nenhum entendimento também. Como diz a música: "Se Deus fizer, Ele é Deus. Se não fizer, Ele é Deus. Se a porta abrir, Ele é Deus. Mas se fechar, continua sendo Deus. Se a doença vier, Ele é Deus. Se curado eu for, Ele é Deus" (Delino Marçal, "Deus é Deus"). Aprendi a amá-lo e adorá-lo pelo que Ele é e não pelo que Ele faz. Entendi que era reconhecendo esse amor d'Ele por mim que eu iria alcançar minha graça. Só Ele tudo pode, tudo nos dá e tudo transforma. Quando alguém me diz hoje, em tom de desânimo e tristeza: "Está nas mãos de Deus", como quem diz: "Não tem mais jeito", eu penso: "Se está nas mãos de Deus, então está tudo resolvido!". Desconfio mesmo é quando está nas mãos dos homens, quando fazemos por nós mesmos, com nossa soberba e vaidade. Aí sim é que eu perco minhas esperanças!

Resolvi naquela noite me entregar a esse amor imensurável!

O dia mais difícil

Dia 08 de abril de 2016 - Acordei cedo, com uma vontade imensa de cumprir aquilo que para mim foi o desafio mais difícil: era a hora de dar a notícia para os meus pais. Eles ainda não sabiam de nada. Como disse anteriormente, eu ainda não tinha encontrado com eles e não quis falar desse assunto por telefone.

Meu coração estava aflito e ansioso para encontrá-los e contar logo. Não consegui dormir nada na noite anterior, só pensando em como iria falar a eles. Pensava na dor que eu iria causar a eles. Minha aflição era por tentar imaginar o que se passaria em seus corações. Procurava maneiras e palavras para falar, mas não encontrava nenhuma forma mais amena de dizer aquilo. Eu tentei me colocar no lugar deles. O que eu, como mãe, sentiria se fosse comigo? Como eu iria reagir? Quanto eu iria sofrer? Foi neste momento que percebi que aquela seria a pior dor, eu não queria nunca estar no lugar deles. Saber que um filho está com uma doença grave é a última coisa que um pai ou mãe deseja vivenciar. Ver um filho sofrer, com certeza, é a pior agonia. Lembrei-me de quando Pedro, nosso filho, teve uma infecção grave aos 2 anos de idade e foi a experiência mais difícil que tivemos como pais.

Confidenciei ao meu marido todos aqueles pensamentos e ele me lembrou de tudo que nós tínhamos conversado com minhas amigas no dia anterior. Uma das reflexões que ele me trouxe foi que "não era hora de me preocupar com o sofrimento dos outros, pois cada um iria sofrer de uma forma. A carga para você já está sendo pesada o bastante para querer sofrer as angústias dos outros", disse-me Léo. Pontuou que naquele momento eu precisava de colo, de apoio, de amparo, que não dava mais para eu querer acalentar e amenizar o sofrimento alheio. Era hora de eu me permitir ser cuidada, apenas ser cuidada, dessa vez sem cuidar. Ponderou que naquela situação, eu era apenas a filha.

Mas, mesmo ouvindo tudo isso novamente, confesso, a inquietação ainda me consumia. Eu não pensava em outra coisa, não consegui controlar meus pensamentos. Tremia, sentia frio, suava as mãos e chorava quando pensava na minha mãe. Foi, sem dúvida, o pior momento da minha vida e o que eu mais queria era que aquele momento acontecesse logo.

Chegamos ao apartamento dos meus pais sem avisá-los que iríamos. E como nunca fazemos isso, minha mãe se assustou quando nos viu entrar. Meu pai tinha acabado de sair e, como eu queria contar para os dois juntos, pedi para ela que fosse buscá-lo. Ela desceu e o encontrou ainda na garagem do prédio. Rapidamente voltaram juntos para o apartamento. Ele entrou agitado e preocupado. Foi logo perguntando o que tinha acontecido, e eu respondi: "Pai, é que o resultado daquela biópsia do nódulo na minha mama saiu ontem... e... eu estou com câncer de mama!". Alguns longos segundos de silêncio reinaram ali depois da minha fala. Logo em seguida, meu pai suspirou e, chorando, exclamou: "Oh, meu Deus!". Essas palavras ficaram gravadas em mim. Minha mãe só conseguia gritar e chorar. Foram muitos gritos de dor, uma dor de alma. Ela foi andando em direção ao seu quarto e, num ímpeto de desespero, começou a rasgar sua própria roupa, como quem rasga sua alma por tamanha dor. Além do choro deles, foi possível sentir também a dor dos seus corações.

Foi muito ruim ver aquela cena e perceber todo sofrimento que a notícia estava causando neles. Naquela hora, eu só quis desaparecer e me "escondi", deitando no colo do meu marido. De cabeça baixa, senti uma vontade imensa de que tudo aquilo fosse mentira. Queria acordar e constatar que tinha tido um pesadelo, mas, infelizmente, era real.

Meu pai foi para o quarto atrás da minha mãe para acalmá-la. E enquanto eles não voltavam, respirei e tentei não absorver muito aquela angústia. Tentei olhar e receber tudo aquilo com amor. Aquele desespero era o amor que eles sentem por mim. Comecei a fazer o exercício de converter aquela dor em amor, meditando e falando para mim mesma: isso é amor! Isso é o tamanho do amor deles por mim! Percebi que por mais que eu tentasse, nunca conseguiria saber o que estava passando no coração deles. Pois naquele momento, eu era a filha e não a mãe. Naquele momento eu precisava de colo e não de dar colo. Naquele momento eu que precisava dos meus pais, do jeitinho que eles são, humanos, com dores, com medos, mas principalmente, com a força e o amor que deles exala. E eles estavam ali à minha disposição, bastava que eu assumisse a minha posição de filha. E foi então que entendi o que meu marido quis me dizer sobre me permitir ser cuidada. Eu não estava exercendo meu papel de filha ao tentar arrancar deles aquela dor. Eu estava querendo ser a mãe dos meus pais, aquela mãe que não quer deixar os filhos sofrerem. Mas evitar aquele sofrimento era impossível e cada um deveria lidar individualmente com sua dor. Aquele era o momento de reassumir o meu papel e reconhecer a minha pequenez de filha. Nada sou sem meus pais. Foram eles que me deram a vida. Eles são minha fonte de vida. Minha maior prova de amor. Naquele dia decidi voltar para o colo deles. E nada melhor do que o colo dos nossos genitores para nos acalentar e acalmar.

Eu só precisava esperar o tempo deles para digerir aquela notícia, se restabelecerem e, assim, me oferecerem toda a força que possuem. Eu iria poder beber direto da fonte, a mais pura água, a água da vida, do amor. Nossos pais são a personificação de Deus para nós. O problema é que não os enxergamos apenas com esse olhar. A todo momento os julgamos como pais, exigimos que sejam como queremos. Mas eles são seres humanos, homem e mulher com limitações, fraquezas, traumas e histórias que desconhecemos. E foi isso que os tornou quem são e permitiu que fizessem de nós quem somos. E só somos quem somos, e temos o que temos, por causa deles, do jeitinho que eles são.

Nesse dia, pude refletir sobre o 4º mandamento de Jesus a nós: "Honra teu pai e tua mãe". Se fizermos isso, seremos felizes e teremos vida longa sobre a Terra. Deixar de julgá-los foi o ensinamento mais profundo que pude experimentar com o câncer. Essa cena de tamanha dor me mostrou que esse amor é imensurável. Neste momento de desespero profundo, medo de perder uma filha, pude refletir e aceitar os meus pais, da forma que são, e admirá-los ainda mais. Sinceramente, não sei se seria forte como eles ao vivenciar tudo que passamos.

Foi nesse dia que eu decidi enxergar esse capítulo da minha vida com confiança. E só assim consegui virar a chave e transformar aquela cena de dor em amor. O amor de pais é assim: é tão grande, tão forte, que dói quando sofre alguma ameaça. É o amor mais intenso, mais sublime, e nos momentos difíceis, mais doído também. O olhar dos meus pais para mim é o mesmo olhar de Deus para nós. Percebi que, se mudarmos a nossa forma de enxergar as coisas, consequentemente, tudo mudará. Não são as pessoas que se modificam, o que muda é o seu olhar para elas. Muitas vezes, o "problema" está em nosso julgamento. Foi com esse olhar de amor que decidi enfrentar essa batalha. E foi isso que permitiu que tudo fosse mais leve.

O plano de Deus para cada um de nós é apenas um. Não temos opção de trocar a nossa história pela história do outro. Nossa vida é nossa e de mais ninguém. Mas temos sim a opção de escolher a forma como iremos vivê-la. É o livre arbítrio. Não foi Deus que me deu o câncer. Isso é carnal, mundano demais para a divindade que é Ele. Acreditar que Ele me adoeceu seria o mesmo que afirmar que um pai é capaz de fazer seu filho adoecer. Nenhum pai quer ver o filho doente. Nenhum pai quer ver seu filho sofrer. Muito pelo contrário. Acredito que minha doença foi uma provação terrena. Eu poderia enxergá-la com olhar negativo ou poderia vivenciá-la com olhar positivo, de curas, de evolução, de aprendizado. Foi assim que encarei. Não foi Deus que me deu o câncer. Mas se Ele permitiu que esse desafio acontecesse em minha vida é porque sabia que seria transformador. E assim eu fui apresentada a dois caminhos: o da cura ou o da doença.

E como Deus é Pai, consegui resposta para uma daquelas perguntas que eu tinha feito ao ter o diagnóstico: "Como Deus gostaria de ver eu passando por isso?". Pensei que Ele iria gostar de me ver lutar com coragem, com alegria, vencendo os desafios, dia após dia. Pois esse era o sentimento dos meus pais, que são a personificação de Deus para mim. E se era esse o sentimento dos meus pais, era também o que Deus esperava de mim. Penso ainda que a diferença é que Ele espera a minha cura de maneira mais complexa, não só a física, como os meus pais desejavam desesperadamente. Ele também esperava meu amadurecimento e crescimento espiritual, afinal, o que interessa a Deus é a minha alma. E isso só dependia de mim. O Pai do Céu gostaria de me ver enxergando as dificuldades como aprendizado. Olhando e percebendo as coisas do alto. Isso não é olhar para tudo de baixo para cima, apenas. É estar atento aos sinais minuciosos, é ver a ação de Deus em tudo, é notar que, em todas as coisas que nos acontecem, está antes a mão d'Ele nos livrando de coisas piores. Perceber sua mão agindo a cada minuto em minha vida. Reparar o seu amor na dor daqueles que me amam, na consulta cancelada, na espera por um resultado de exame, nas noites em claro, nas unhas e cabelos caindo, no atraso do voo, na falta de dinheiro, no adiamento das sessões de quimioterapia e de radioterapia, no cancelamento do plano de saúde... Enfim, identificar seu amor nos livramentos. Tudo é livramento. Penso sempre que, por pior que nos pareça determinada situação, se analisarmos bem, iremos constatar que ainda poderia ser pior. Assim as providências que Ele opera a cada minuto em nossas vidas ficam mais evidentes.

Mudanças necessárias

A minha vontade era ser transformada com o câncer e para isso compreendi que seria interessante me afastar ou diminuir as tarefas e compromissos diários, a fim de estar atenta aos sinais e curas que viriam. A primeira pausa foi nos meus atendimentos, abrindo mão de exercer a minha profissão, a minha missão de cuidar. Naquele momento, eu, Camila, precisava aprender a ser CUIDADA, e como esse era um exercício muito difícil para mim, eu decidi parar de trabalhar, deixar de cuidar foi necessário para recalcular a rota da minha vida. Profissionais de saúde em geral têm uma certa dificuldade em receberem cuidados. Pois são treinados para olhar a dor do outro. É assim que nos sentimos confortáveis, porque este é o nosso dom. Por isso, decidi dar um tempo nos meus atendimentos para me dedicar ao meu autocuidado físico, emocional e espiritual.

Seguida dessa pausa, veio também o afastamento das minhas responsabilidades como mãe. Coisas "pequenas" do dia a dia, mas que são para nós o nosso alimento: dar banho, comida, acordar nas madrugadas para acalentá-los, levar na escola, nas atividades recreativas, enfim, "coisas de pai e mãe". Sem sombras de dúvidas, isso me causou a pior sensação.

O sentimento de ter sido abduzida ou retirada de cena me doeu muito. Porém, foi assim que tive a possibilidade de analisar por outro ângulo como eu estava exercendo aquelas funções, qual lugar eu tinha assumido. Naquele primeiro momento, foi como se eu estivesse tendo uma visão panorâmica da minha vida, como se ela não fosse minha. E aí sim, a partir dessa perspectiva, pude enxergar o lugar que eu realmente estava ocupando. Analisei as minhas falhas, pecados, responsabilidades diante das adversidades, grau de autoconhecimento.

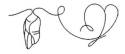

EXAMES E PRIMEIRAS PROVIDÊNCIAS

Voltando ao apartamento dos meus pais, logo depois que contamos e conversamos com eles, por providência, tia Danusa, uma das minhas tias maternas, chegou com seu marido Henrique e compartilhamos com eles aquele momento de dor. Conversamos muito sobre opções de tratamento e quais providências deveríamos tomar.

Ela foi aquela tia-mãe que cuidou de mim quando eu era bebê para que minha mãe pudesse trabalhar. Minha mãe conta que era ela que me dava banho, me arrumava e entregava em seu colo, "prontinha", para a amamentação. É a irmã com quem minha mãe tem mais afinidade, são amigas mesmo. Brinco que na casa da minha avó, elas formam duplas das irmãs: as duas mais velhas (tia Nádia e tia Denise), as do meio (minha mãe e tia Dan) e as caçulas (tia Cris e tia Erika). Quando ela entrou, meu coração se acalmou, pois sabia que ela é o apoio e uma válvula de escape para minha mãe. Isso me deu coragem de sair dali e deixá-los conversando e se reorganizando.

Saímos do apartamento e fomos buscar os pedidos dos exames complementares que Dr.ª Bertha tinha solicitado. Levamos para um laboratório específico a amostra da biópsia para ser realizado um exame chamado imuno-histoquímica, que iria determinar o melhor tratamento. É ele que identifica o material genético que compõe o tumor e, consequentemente, qual a melhor medicação (quimioterapia) para combatê-lo. O laboratório nos informou que o material seria enviado para análise em São Paulo e por isso o resultado sairia somente após 20 dias. Fiquei um pouco apreensiva com essa informação, pois sabia da urgência em se ter os resultados para iniciar o quanto antes o tratamento. Como já disse, é uma verdadeira corrida contra o tempo. Porém, eu não tinha opção, entreguei para a atendente do laboratório e pensei: "Tudo no tempo de Deus! Se for mesmo este prazo, é porque será o melhor de Deus para mim".

À tarde, enquanto aguardava o horário da ressonância, decidi ocupar minha cabeça indo ao supermercado comprar algumas coisas que estavam faltando para minha casa. Surpreendentemente encontrei minha tia Liliane (uma das irmãs do meu pai) no supermercado. A esta altura, todos da família já sabiam. Meu pai já tinha ligado para elas. Graças a Deus, tenho uma família muito unida. Minhas tias são como mães, meus primos são como irmãos, fomos criados juntos. A família do meu pai é daquelas superprotetoras. As minhas tias são extremamente carinhosas, zelosas e estão sempre querendo saber como estamos e se estamos precisando de alguma coisa.

Quando a encontrei, conversamos; ela muito feliz por ter me encontrado, queria saber detalhes dos meus próximos passos, porém conversei rapidamente pois já não queria mais falar do assunto, estava exausta devido ao desgaste de dar a notícia aos meus pais. Encontrá-la reacendeu todo aquele momento, pois ela é para mim uma mãe. Ela percebeu que eu não estava bem e não insistiu, respeitou meu momento. Só me perguntou o que eu iria fazer naquele dia. Eu disse que ia fazer uma ressonância à noite. Muito cuidadosa que é, falou que queria me acompanhar, que não ia me deixar ir sozinha. Eu respondi que Léo ia comigo, mas ela falou que ainda assim iria também com a gente e com minha outra tia Janete, sua irmã. Percebi então que elas estavam com necessidade de fazer algo por mim e, mesmo sabendo que seria um exame longo, experimentei receber o amor e cuidado das minhas tias permitindo que elas fossem também.

À noite, antes do horário agendado para os exames, eu quis ir à missa. Fiquei sabendo por dois amigos amados, Rafa e Monica, que um padre muito querido por nós iria fazer confissões após a celebração. E eu precisava daquele momento. Precisava abrir meu coração para Jesus, reconhecer meus pecados, minhas falhas e minha pequenez para entender e escutar o que Ele tinha para me falar. Depois da benção final, fiquei rezando enquanto esperava a minha vez para falar com o padre. Quando ele me chamou, fui acolhida com muito carinho. Dando-me a benção, se disponibilizou a me ouvir. Padre Harley é, além de um padre espetacular, um grande amigo que conquistamos no amor de Cristo Jesus. Ele ouviu todas as minhas angústias, medos, falhas e arrependimentos. Coloquei no colo de Jesus tudo que me afastava d'Ele. Entendi que eu precisava rasgar meu coração, reconhecendo toda minha pequenez. Após eu falar tudo que precisava, Padre Harley me disse apenas uma frase que resumiu tudo que eu precisava ouvir e praticar: "Tenha ESPERANÇA em Deus, minha filha".

Num primeiro momento, ouvir aquilo não me soou bem. Quando estamos desesperados ficamos ensurdecidos e, o que era para me alegrar, ecoou como aquela frase desesperançosa que falamos rotineiramente em situações que não são favoráveis: "Só Deus pra dar jeito" ou "Deus toma conta" ou "Só Jesus pra dar um jeito". Geralmente falamos essas coisas quando acreditamos que tudo anda mal e não há mais nada a fazer. Essa foi a minha sensação, de que não tinha mais jeito para a minha situação.

Mas em poucos dias, tudo mudou... e entendi o quanto aquela expressão fazia sentido, pois é somente em Deus que TUDO se resolve. É abrindo os nossos ouvidos, nosso coração e confiando na vontade do Pai que iremos entender tudo que Ele quer transformar. E assim surgiu a minha vontade de entender o que Deus gostaria que eu modificasse em mim, o que gostaria de me ver fazendo, como eu iria agradá-lo.

Exames de estadiamento

Dia 08 de abril de 2016 - Estadiamento é um termo usado pelos médicos para identificar em qual estágio o câncer está. Apura-se se há metástase e os órgãos que a doença acometeu. Com isso, é possível determinar a melhor abordagem terapêutica para cada caso.

Chegamos ao laboratório para realizar a ressonância magnética das mamas às 21:00. Entrei para a sala de procedimentos e minhas tias ficaram na sala de espera. Eu estava muito ansiosa e pedi aos atendentes para meu marido entrar comigo. Graças a Deus, eles permitiram. Primeiro veio um enfermeiro, um homem que carrega compaixão em seu coração. Fábio (querido Fabinho) acolheu meu marido e me deixou tranquila para fazer o acesso na minha veia para aplicar o contraste. Eu nunca tinha feito ressonância e tinha medo desse tal contraste. Minha ansiedade era grande, pois tinha ouvido que esse exame era ruim e demorado. Entramos eu e meu marido para a sala. Me deitei na máquina, na posição orientada por eles, não muito confortável. Para o exame das mamas, é necessário um suporte de adaptação na maca, com duas aberturas para encaixar os seios. Deitei-me de barriga para baixo encaixando as mamas nesse suporte. Na minha frente ficava um espelho na altura dos olhos que me permitia enxergar meu marido. Ele estava sentado na extremidade da máquina onde estavam minhas mãos. Meus braços estavam esticados acima da cabeça, e com isso eu conseguia segurar suas mãos. A orientação dada foi para eu não me mexer e manter a respiração tranquila. Entregaram-me um dispositivo e falaram que se houvesse qualquer problema eu poderia acioná-lo.

Iniciou-se o exame. A máquina emitia um som ensurdecedor que me assustou a princípio. Mas para todas as situações de pavor, medo, ansiedade da minha vida, eu tento me distrair pensando em outra coisa. Tento bloquear os pensamentos negativos que me geram mais aflição, pensando em realizar o mais rápido possível, colaborando e fazendo o meu melhor para acabar logo. Então, naquele momento, eu usei a artifício da imaginação e me teletransportei para uma boate. Pensei que aquele barulho era de uma música bem bacana que estava tocando. Meu marido tentava se comunicar comigo, mas assim como acontece em boates, o barulho era tão alto que não nos permitia conversar. Eu conseguia entender o que ele falava, apenas fazendo leitura labial, mas ele não conseguia me ouvir, nem ler meus lábios, pois eu estava deitada de barriga para baixo, com o rosto fixo também para baixo, o meu único movimento era com o os olhos. Ele conseguiu me distrair e só de sentir suas mãos e sua presença ali, era tudo que importava para mim. Tentei "curtir" aquele som, observando o ritmo e intensidade dele, deixei minha imaginação fluir. Em tudo tentava fazer a conversão do que era ruim para se tornar bom, ou pelo menos, menos ruim. Com isso o tempo foi passando e aqueles longos 45 minutos chegaram ao fim. Graças a Deus, o exame acabou.

Aquele tinha sido um dia extremamente desgastante. Saímos do exame e minhas tias permaneciam na sala de espera, rezando por mim. Já era tarde e minha mãe estava em nossa casa cuidando dos nossos filhos. Chegamos cansados, sem muitas palavras, não tínhamos muito o que falar, pois o silêncio da espera tomava conta de nós. Estávamos experimentando o tão angustiante tempo de realizar todos aqueles exames e esperar pelos resultados, para só depois saber o que iria ser necessário fazer.

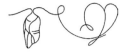

CONVERSA DECISIVA

Dia 09 de abril de 2016 - Logo cedo fomos encontrar com a Dr.ª Bertha (mastologista) e nesse encontro pude entender um pouco melhor tudo que estava acontecendo. Ela havido chegado de sua viagem e nos recebeu em sua própria casa, pois era num sábado. Lá conversamos muito à vontade. Escutou-me em silêncio, olhando profundamente nos meus olhos, foi me dando cada resposta com paciência e serenidade para cada pergunta que eu a fazia. Me alertou e me preveniu sobre tudo que provavelmente me aguardaria nos próximos meses.

Foi neste momento que expus todos os meus medos, pude desabafar com minha amiga e médica todas as minhas angústias e inseguranças. Nesse dia chorei muito com ela, expus de mulher para mulher, de mãe para mãe, meus anseios mais íntimos. Esse foi o dia de colocar para fora todas as dúvidas, falei tudo que me angustiava sem medo de julgamentos, pois ali eu me senti acolhida. Eu precisava verbalizar tudo que passava pela minha cabeça. Aquele era o meu processo de assimilar todas as coisas, pois sabia que para fazer a virada de chave, precisaria falar e assumir todos os meus sentimentos. Só assim eu iria me curar de todas as emoções ruins, ou pelo menos me aliviar de toda a tensão.

Enfim, depois dessa conversa franca com Bertha, foi que eu rasguei minha alma e me

senti mais leve. Ao ouvi-la dizer, a cada pergunta "Um dia de cada vez, Cá" e ao mesmo tempo me esclarecer tecnicamente todas as minhas dúvidas, me senti mais forte. Decidi mais uma vez que iria enfrentar com coragem aquela batalha.

A cada dia fui me fortalecendo. Acredito que é a forma com que iremos enfrentar os problemas que irá determinar se esses se tornarão pesados, ou um pouco mais leves. O diagnóstico foi imposto, mas o sofrimento era uma escolha. Eu sabia que Deus tinha um propósito, aliás, Ele sempre tem. E, mais uma vez, cabia a mim descobrir o "para quê" de tudo aquilo.

O que fica de cada vivência são os aprendizados. Afinal, as mudanças são necessárias e sempre são benéficas, por mais dolorosas que sejam. Lembrei de uma frase que minha amada tia Danusa sempre diz: "Tudo é bom e é benéfico". Pois é nos desafios da vida que temos a oportunidade de nos santificar e, como seres humanos, nos tornarmos cada vez mais próximos da imagem e semelhança de Deus. O difícil é sair da zona de conforto para encarar o desconhecido. Por isso é difícil mudar de emprego, mudar de cidade, sair das relações tóxicas etc... Porque por pior que esteja nossa situação, já sabemos como é estar ali. A inércia nos convida a permanecer neste estado e nos impede de procurar novas possibilidades. Mas é certo que o que nos cura é o movimento, enquanto o medo nos paralisa e nos adoece!

Vejo nesse mesmo sentido a nossa relação com a morte. Temos medo dela, pois não conhecemos como é; não sabemos como é a vida pós-morte. Se mudar sempre causa um friozinho na barriga, imagina deixar essa vida que está muito confortável para seguir em outra totalmente desconhecida?

Foi a partir dessa conversa na casa de Bertha, diante de um diagnóstico que trazia a possibilidade da minha morte, que peguei impulso mais uma vez para me arremessar naquele abismo escuro e misterioso, na certeza de encontrar nele os maiores ensinamentos para minha vida. A partir desse encontro, decidi me entregar, no sentido de desistir de controlar. Passei as rédeas daquela situação a quem tudo pode, decretei que quem iria comandar tudo seria Deus. Escolhi confiar nos médicos que iriam cuidar de mim, como verdadeiros escolhidos por Ele e foi ali que a Dr.ª Bertha me questionou se eu já havia escolhido uma oncologista para conduzir meu tratamento, naquele momento eu falei o nome da Dr.ª Príscila e imediatamente ela me disse: "eu ia te indicar ela mesmo". Resolvi acreditar verdadeiramente que naquele abismo imprevisível onde eu estava pulando, tudo e todos que me aparecessem viriam pelas mãos do Pai. Abri meus olhos para enxergar os sinais que Ele mandaria para direcionar os meus passos. Decidi ser filha, deitar no colo, assumir minhas fraquezas, mas ao mesmo tempo, lutar fortemente. Lutar enfrentando a mim mesma, combatendo os meus pecados. Decidi que não pesquisaria nada sobre a doença. Iria apenas seguir e escutar fielmente o meu coração, pois sabia que quem falava e fala nele é o Espírito Santo de Deus. Passei a escutar a todos com os ouvidos atentos para identificar os meus sentimentos. Se eu sentisse paz, era a vontade de Deus, se me causasse alguma dúvida ou aflição, não se tratava da vontade d'Ele. E assim fui ficando cada vez mais íntima da essência Divina que habitava em mim, conseguindo dessa forma interpretar conscientemente o melhor caminho a seguir.

Saímos da casa de Bertha e estávamos indo buscar o carro do meu marido que estava numa oficina, e no caminho fomos conversando sobre quais seriam as próximas providências a serem tomadas. Eu falei a Léo que o próximo passo seria marcar a consulta com uma oncologista. Ele que tinha participado de toda minha conversa com Bertha, me questionou se eu já tinha decidido mesmo que minha oncologista seria a Dr.ª Príscila. Eu prontamente respondi que gostaria muito que fosse ela sim. Mesmo sem a conhecer pessoalmente, eu a escolhi como médica devido ao seu trabalho tão reconhecido na cidade, por ser uma médica competente e extremamente humana e espiritualizada. Nós dois conhecíamos mais intimamente o filho dela (Victor Hugo) que era integrante do movimento de adolescentes da Igreja Rosa Mística, onde éramos os coordenadores. Victor Hugo era um adolescente exemplar, um menino lindo, extremamente educado e muito gentil com todos. Um jovem espiritualizado, o que não poderia ser diferente, sendo filho de quem é. Uma família visivelmente temente a Deus e que desperta admiração de muitos. Ele nos antecipou suas origens, nos dando uma amostra do que era sua mãe. Engraçado dizer isso, mas vou confessar que sempre quando ouvia alguém falar dela ou dos seus lindos projetos na cidade, eu pensava: "se um dia eu tiver câncer, ela será minha médica". Essa ideia sutil que eu tinha dela acalmava o meu coração quando pensava que eu ia ser assistida por ela. Léo teve então a ideia de ligar para o marido da Dr.ª Príscila, chamado Jarbas, meu marido o conhecia por questões comerciais e de trabalho, pois eles são empresários. Quando Jarbas atendeu a ligação e meu marido contou o que estava acontecendo, prontamente ele disse o número do celular particular dela, e muito solícito, se disponibilizou em ajudar no que precisássemos. Após desligar a ligação, enquanto Léo ainda me contava como tinha sido essa conversa, um fato totalmente inesperado aconteceu: seu celular tocou e era um número desconhecido. Ao atender, ele se surpreendeu, pois quem estava falando era a própria Dr.ª Príscila. Ela nos retornou imediatamente após Jarbas contá-la o que estava acontecendo comigo. Apresentou-se de uma maneira extremamente amorosa, explicando que seu marido a havia contado sobre o meu diagnóstico e que resolveu nos ligar devido ao amor e admiração que Vitor Hugo, seu filho, tinha por nós. Isso nos deixou boquiabertos e extremamente surpresos. Um sentimento de amparo tomou conta de mim, uma segurança ainda maior de que sim, ela seria a minha médica. Seguiu a conversa perguntando quais exames já havíamos realizado e, de uma maneira muito cuidadosa e confortante, se dispôs a estar presencialmente conosco. Disse ao meu marido que, se eu quisesse, ela abriria seu consultório só para me atender, pois era sábado e o hospital oncológico onde ela atende estava fechado. Essa atitude dela veio para me mostrar o tamanho do amor e cuidado de Deus, pois quando Ele está à frente, coisas impossíveis acontecem, o impossível se torna palpável.

Foi neste ato de ofertar amor sem olhar a quem e sem esperar nada em troca, que eu pude conhecer um pouco daquele coração. Eu nunca imaginei tanto desprendimento. Uma médica daquele gabarito me telefonar e se prontificar a abrir seu consultório num sábado, para uma pessoa que mal conhecia? Isso para mim era impossível! Mas para ela não! Senti com aquela atitude que eu não era uma estatística no seu ponto de vista. Ela não estava preocupada com o diagnóstico do câncer, mas sim com a Camila que existia por trás daquele diagnóstico. Confesso que eu não esperava que fosse assim. As histórias que escutamos não são dessa maneira. Muitas pessoas reclamam do quanto as relações médico-paciente estão cada vez mais frias, mais sucintas. Mas com ela não foi assim! E esse foi o primeiro sinal de que seria ela a minha oncologista.

Voltando ao momento da ligação, chegamos juntos à conclusão que seria melhor realizar os outros exames de estadiamento, pois assim iria para a consulta já com todos os resultados. Ela concordou com a nossa decisão e explicou que realmente a consulta seria mais proveitosa e resolutiva se já tivesse feito os exames.

Nesse mesmo dia, lembro-me que comentei com meu marido que eu sentia que o desafio do câncer não era só para mim. Seria também para todos que estavam ao meu redor, direta ou indiretamente. Tinha certeza de que o propósito de Deus seria muito maior do que toda dificuldade que iríamos passar. Senti que nossa experiência seria como uma pedra jogada num lago: ela não atinge apenas o ponto onde toca suas águas. Ela forma ondas que se dissipam por todo o lago. Senti que Jesus iria tocar muitos corações dessa forma. Eu tinha certeza de que Ele iria curar muitas almas. Depois desse discernimento, pedi a Léo, a meus familiares e amigos com quem tive oportunidade de falar, para que se permitissem ser curados também de alguma forma. Para que aproveitassem desse meu diagnóstico para refletirem sobre quais mudanças cada um precisava fazer em suas vidas. O que mais forte eu sentia em meu coração era que Deus queria transformar a todos nós! Eu queria que realmente todos mudassem o olhar para a vida, gostaria que todos que me cercavam agarrassem a oportunidade de mudança que o câncer estava oferecendo a nós, para juntos evoluirmos como seres humanos.

Não há dor maior do que ver um filho sofrer. E nosso maior exemplo é Maria, que experimentou essa dor profunda e inigualável. Era Ela quem nutria meus pais de esperança e os lembrava a cada ave-maria rezada por eles em meu benefício que a pior dor ela já tinha passado com a crucificação do seu filho na cruz por nós. Meus pais passaram a rezar o terço juntos todos os dias, pedindo a intercessão da Virgem Maria pela minha saúde. Assim, nos braços de Nossa Senhora, eles eram tomados pelo sentimento de "certeza da vitória" a cada dificuldade vencida durante minha jornada rumo à cura.

Toda dor e desconforto que o tratamento me proporcionava, eu agradecia por ser comigo. A cada atitude de cuidado, amor e dedicação integral do meu marido, minhas energias eram renovadas para continuar lutando. Cada vez que tinha motivos para sorrir, cada garfada de comida, cada levantar da cama, cada banho, cada saída de casa, cada roupa que eu conseguia vestir sem ajuda, cada uma dessas "coisinhas" do dia a dia, era uma vitória conquistada, era um acalento para aqueles que me amam. A alegria deles estava em me ver bem, vencendo desafio por desafio, dos menores aos maiores, e isso era o que mais me impulsionava a seguir vencendo cada obstáculo. O amor de Deus era perceptível ali.

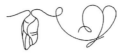

UM MOMENTO PARA RESPIRAR

Dia 10 de abril de 2016 - Apesar de toda apreensão e aflição pelo diagnóstico, era o dia de comemorarmos o aniversário da minha afilhada. A festa foi no haras dos meus compadres e cunhados, Léo e Laura, que fica próximo da nossa cidade. Toda a família e alguns amigos estavam presentes. Lara é apaixonada por animais e por isso o tema da festa foi "cachorros". Eu ajudei minha cunhada nos preparativos, criei o convite, pesquisamos juntas a decoração, idealizamos aquela festinha do jeitinho que minha sobrinha/afilhada iria gostar. Passamos o mês que antecedeu a comemoração organizando cada detalhe.

No caminho para o haras, eu e meu marido fomos conversando no carro. Ele percebeu que estávamos desgastados, nosso único assunto era o câncer. Muitas coisas ainda para definir e tudo aquilo estava me consumindo muito. Foi quando ele me lembrou que uma vez quando a gente ainda namorava, passamos por uma fase difícil em nosso relacionamento. Nada comparado ao que estávamos vivendo, é claro, mas foi um período que nos deixou extremamente abalados. Estava chato, pois o assunto entre nós era somente aquele problema. Naquela ocasião, a caminho de uma festa, ele me propôs uma trégua e sugeriu de não tocarmos naquele assunto. Pediu-me para curtir aquele momento como se nada estivesse acontecendo. Assim fizemos, aproveitamos a festa, brincamos, rimos, dançamos, e depois disso, tudo se esclareceu e conseguimos solucionar aquela adversidade em nosso namoro com leveza. Foi naquela ocasião que decidimos fazer nossa mais linda escolha, a escolha de nos casarmos e sermos um.

Então, no caminho para o aniversário da minha afilhada, ele me fez essa mesma proposta. Pediu-me para eu tentar aproveitar a festa, para não falar sobre o diagnóstico com ninguém, para esquecer por algumas horas tudo que estava passando pela minha cabeça. Léo tem o dom de mudar o meu foco, de me conduzir a um mundo cheio de lindas possibilidades, de me fazer perceber a mão de Deus me guiando quando estou cega. A angústia pela expectativa e planejamento do tratamento ficaram leves naquele dia, eu consegui ficar feliz simplesmente por estar ali, participando de mais um aniversário da minha pequena. Decidi que iria aproveitar aquele momento com aqueles que mais amava. Resolvi ser feliz, brincar com meus filhos e também seguir o conselho de Bertha: "Viver um dia de cada vez". Mais do que isso, decidi viver intensamente um dia de cada vez.

E assim eu fiz, tentei esquecer um pouco toda aquela história do câncer. Durante toda a festa, eu agradeci a Deus pelo dom da vida de cada um ali presente. Em meio a essa reflexão, eu só conseguia pedir a Ele a graça de ser testemunha viva do seu amor por nós. Eu queria disseminar e contar a todos que Ele realizou um milagre em mim, que Ele tudo pode, para Ele tudo é possível. Cada pessoa que eu olhava, eu fazia essa oração. "Usa-me Senhor! Sou sua! Faça seu milagre em minha vida e toque o coração de quem quiser ver e sentir sua presença". Após fazer este pedido, me entreguei à diversão com meus filhos e meu marido. Comemoramos, brincamos, festejamos e vivemos intensamente aquele dia.

Atenta aos sinais

No domingo à noite, após o aniversário, estávamos na casa da minha sogra assistindo o programa "Domingão do Faustão", uma entrevista nos chamou a atenção. Um médico oncologista renomado de São Paulo falava das perspectivas e evoluções do tratamento do câncer. Ele mencionou algo que até então eu desconhecia, a imunoterapia. Aquilo despertou minha curiosidade e comentei com meu marido que iria esclarecer tudo na consulta com a Dr.ª Príscila, que estava marcada para terça-feira seguinte.

No dia 11 de abril de 2016, segunda-feira, foi o dia de finalizar e completar a lista de exames que a Dr.ª Príscila precisava para me consultar. Logo cedo, fomos fazer as tomografias de tórax e abdômen. Mais exames de estadiamento da doença, mais um dia estafante.

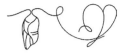

EXPERIMENTANDO A LUZ DIVINA

Dia 12 de abril de 2016, terça-feira - Chegou o tão esperado dia da consulta com Dr.ª Príscila. Eu acordei ansiosa para irmos logo, queria muito saber o resultado dos exames de ressonância e das tomografias. Afinal, eles iam mostrar em que fase a doença estava, inicial ou avançada. Quando se fala em câncer, a primeira coisa que pensamos é se tem metástase. Essa palavra amedronta muito, porque define todo o prognóstico e as chances de cura. E tinha chegado a hora de receber essa notícia da oncologista. Todos os exames já estavam nas mãos da Dr.ª Príscila. Eu não precisei buscar nenhum, pois ela tinha acesso a todos eles pelo sistema do hospital.

Até então, eu nunca tinha entrado num hospital oncológico e a expectativa de como seria essa experiência era grande. Ficava imaginando que seria um lugar pesado, com a energia ruim, com pessoas muito tristes e abaladas. Enfim, criei um estereótipo totalmente contrário ao que vivenciamos. Chegamos lá, meu marido e eu. Ele sempre me acompanhando em tudo. Desde o diagnóstico, não me deixou sozinha em nenhuma situação. Foi comigo em todos os exames, todos os laboratórios, todas as consultas. Cada providência a ser tomada, era ele quem sempre resolvia. Ao entrarmos ali, para minha surpresa, deparei-me com um lugar de uma energia diferente. Apesar de todo peso da palavra oncologia, ali era leve, alegre, colorido, totalmente diferente do que tinha imaginado. O motorista nos recebeu super solícito com um sorriso no rosto. Na recepção, deparei-me com mais um sorriso: o de uma das secretárias. Um sorriso largo, sincero, do fundo da alma, com uma saudação de "bom dia" que me fez acreditar que aquele seria sim um dia muito BOM, cheio de paz e vida, num lugar totalmente improvável para a minha imaginação.

O nome do Hospital? "Oncovida". Para muitos, essa expressão pode soar contraditória, pois é constituída de palavras teoricamente opostas, que não possuem muito sentido juntas: Onco – câncer (comumente associado à morte) e Vida – VIDA! Mas somente quem vivencia e conhece o Hospital Oncovida sabe que essa foi a melhor junção de palavras para expressar verdadeiramente o que há ali dentro. Aquele lugar é, para nós pacientes, sinal de esperança, é a devolução da nossa saúde diante do câncer, é o querer, o desejar junto a cada paciente a sua cura diária. É a excelência dos profissionais, das medicações. É lidar com o ser humano e não somente com o diagnóstico. É perceber e identificar que cada paciente ali presente tem uma dor, uma aflição, medos, inseguranças, como qualquer outro ser humano. É um lugar que possui profissionais, desde a faxineira até a equipe médica, que sabem e respeitam o valor e complexidade da pessoa que ali procura resgatar sua saúde. Mulheres e homens cujas funções não os definem. No Oncovida são todos iguais, com o mesmo grau de importância, pois lá estão em prol das vidas que ali entram. Ao abrir a porta, me deparei com o sorriso de Nossa Senhora, com o amor de Deus por mim. E senti a voz do Espírito Santo soar nos meus ouvidos: "É aqui minha filha, fica tranquila!".

Fomos encaminhados para o segundo andar onde ficava o consultório da Dr.ª Príscila. E eis que após alguns minutos, uma voz doce me chama: "Camila?! Bom dia!", olhando nos meus olhos continuou: "Que a paz de Cristo Jesus esteja com vocês".

Era ela, Dr.ª Príscila Miranda, um ser abençoado e iluminado que me recebeu com seu sorriso de esperança, seu olhar de fé e suas mãos de apoio. Sua saudação tinha a força e convicção de quem sabia que a coisa que eu mais precisava naquele momento era exatamente a Paz de Cristo Jesus. Enfim, eu estava diante dela, a sensação foi de certeza que estava no lugar certo, na hora certa, com a pessoa certa. Um ser ungido por Deus!

Ao me sentar, comecei falando do amor que tínhamos por Victor Hugo, seu filho. Ela nos agradeceu dizendo que ele também tinha um carinho enorme por nós. Começamos então a consulta e ela muito calma, mas muito sensível que é, sabia que estávamos ansiosos para saber o resultado dos exames de estadiamento, tomografia e ressonância. E antes de me perguntar qualquer outra coisa, foi logo me tranquilizando. Disse que já tinha olhado os meus exames e que estava tudo bem, pois o tumor estava localizado apenas na mama esquerda, com um linfonodo da axila esquerda também comprometido, que iria me pedir outros exames mais detalhados, mas que de início estava tudo bem. Dito isso, iniciou a consulta fazendo algumas perguntas. Naquele momento ela me fez esquecer do diagnóstico e me pediu permissão para conhecer a Camila por trás do câncer. Essa conduta me encantou e me fez ter mais certeza que seria ela a minha médica. Foi assim em cada atendimento que se sucedeu àquele primeiro contato. Cada vez que a encontrava, tinha uma confirmação do Céu dizendo que ela era o anjo enviado por Deus para resgatar minha saúde. Logo após essa longa conversa, iniciou o exame físico, pedindo que me deitasse na maca. Aferiu minha pressão. Segurou minha mão e naquele momento parou tudo que estava fazendo e olhou fundo nos meus olhos me dizendo: "Camila, querida, sinto que você não está confortável, parece que não é isso que você quer. Me diga, o que você quer?".

Naquele momento eu me desmontei e comecei a chorar, sem acreditar que ela tinha percebido minha angústia e conseguido ler a minha alma. No brilho do seu olhar pulsava a esperança que eu necessitava. Para ela, cada paciente é único, cada pessoa é uma enciclopédia de histórias desconhecidas, cada ser humano é o templo de Deus onde o Espírito Santo habita. E por isso ela zela e luta de uma maneira intensa pela vida de todos que a ela são confiados. Cada pessoa é tratada de forma individualizada, de acordo com a sua necessidade. É esta e outras qualidades que a diferenciam de outros médicos. Dr.ª Príscila é um ser humano que consegue acessar as nossas emoções, consegue entrar na nossa "tenda" e nos entender. Ela está atenta a tudo, muito além do diagnóstico, ela olha para nossas necessidades físicas, espirituais, emocionais e sociais.

Respondendo à sua pergunta com sinceridade, eu disse que queria compreender mais sobre as opções de tratamento disponíveis. Precisava saber se existia algum lugar com algum recurso ao qual não tínhamos acesso ali. Foi quando ela me pediu com gentileza e firmeza para voltarmos a nossa conversa, pois precisava entender melhor qual era a minha angustia. Perguntou: "o que você está pensando? Qual a sua dúvida? Eu respondi dizendo que eu queria ouvir dela qual o melhor lugar para me tratar. Ela continuou: "Vocês querem a minha indicação?". Eu disse a ela: "Sim, doutora, eu quero saber para onde você iria se isso estivesse acontecendo com você". Eu sabia que ela me daria as melhores informações. Eu não queria ficar na minha cidade. Desde o início, me veio muito forte a intenção de procurar outros recursos. Não me faltava confiança nos médicos daqui. O que me deixava insegura era a tecnologia e recursos existente nos grandes centros que poderia não estar disponível no interior.

Depois de esclarecer meu anseio, ela nos explicou que quanto à quimioterapia e medicações eu poderia ficar tranquila, pois no Hospital Oncovida eles trabalhavam com o que há de melhor mundialmente, que ali eu teria acesso à mesma medicação disponível nos grandes centros. Mas, quanto à cirurgia, vendo minha insegurança, ela indicou o Dr. Antônio Frasson, mastologista do Hospital Albert Einstein, em São Paulo. E completou: "se vocês decidirem mesmo em ir para São Paulo, precisam ser rápidos, pois o tumor está crescendo e não podemos esperar. Se vocês conseguirem e realmente puderem ir para lá, teremos em mãos mais rapidamente os resultados dos outros exames que eu preciso para determinar seu tratamento". Entre o intervalo do ultrassom (prévio a biopsia) e da ressonância (após a biopsia), o tumor havia crescido mais de um centímetro, isso foi em apenas uma semana. Por isso a Dr.ª Príscila nos pediu agilidade. Naquele mesmo momento nós dissemos que sim, que a gente queria muito consultar com esse médico que ela tinha nos indicado. E então ela nos pediu autorização e licença para ligar imediatamente para esse médico.

Ao telefone, o Dr. Frasson disse que poderia me ver no dia seguinte, pois iria viajar para um congresso nos Estados Unidos e só voltaria na semana seguinte. Como tínhamos pressa em resolver tudo, falamos de imediato que iríamos. Eu nunca tinha ouvido falar desse médico. A oncologia não era minha área, fui me familiarizando aos poucos com os nomes que eram referências neste universo. Decidimos às cegas, mas com tranquilidade no coração, confiando plenamente no olhar da doutora Príscila. Uma paz tomou conta do meu ser e as outras opções que tínhamos foram apagadas definitivamente naquele momento.

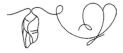

TUDO É MILAGRE

Dr.ª Príscila desligou o telefone e nos questionou sobre o exame da imuno-histoquímica. Era um exame complementar ao da biopsia, que eu já tinha levado para o laboratório na sexta-feira. Ela nos explicou que, como estávamos indo para São Paulo, poderíamos levar o material diretamente para ser analisado lá, assim o resultado poderia ficar pronto em dois dias. Do contrário, poderia demorar de vinte a trinta dias para sair. Explicou-nos que com esse resultado ela iria definir qual quimioterapia seria mais indicada para combater especificamente aquele câncer. Portanto, seria para a oncologista o exame mais importante para se programar a melhor estratégia de tratamento para o meu caso.

Porém, eu já tinha deixado o material no laboratório há 5 dias. Imaginei que naquela altura eles já o teriam enviado, conforme a atendente havia me explicado. Sendo assim, respondi para a Dr.ª Príscila: "Não tem jeito, já deixei o material no laboratório e com certeza eles já enviaram para São Paulo". Dr.ª Príscila lamentou, pois o resultado daquele exame faria toda a diferença naquele momento.

Percebendo a importância de tudo aquilo, meu marido disse: "Vamos ligar no laboratório e perguntar se isso ocorreu realmente". Respondi bastante desiludida: "Não adianta tentar, com certeza já mandaram para São Paulo e agora o resultado só chegará em nossas mãos daqui 20 dias". Mas ele não desiste fácil. Ligou para o laboratório e questionou sobre o meu exame. O atendente explicou que precisava conferir com a outra unidade responsável por enviar os materiais pelo correio, mas disse que achava que pelo tempo que tínhamos deixado lá, eles já deveriam ter enviado, mas mesmo assim se dispôs a conferir e nos pediu para ligar dentro de alguns minutos.

Ao finalizar nossa consulta, Dr.ª Príscila nos entregou uma oração muito significativa para todo o processo de adoecimento que eu estava passando. Essa oração foi um marco em nossas vidas. Desde esse dia decidimos que iríamos rezá-la todos os dias juntos. Assumimos aquele compromisso entre nós dois. A oração chamada "oração de cura" era composta por três etapas: a primeira parte da oração era para se fazer o pedido da graça que gostaríamos de alcançar, na segunda parte, a oração nos conduzia para que visualizássemos a graça e a terceira e última parte, era já agradecendo a graça, como se ela já tivesse acontecido. Uma oração linda, de uma profundidade sobrenatural. Todas as noites, antes de dormirmos, fazíamos essa oração. Léo rezava com as mãos impostas sobre mim, exatamente sobre o tumor e proclamava aquelas palavras de cura com autoridade. Aquele momento se tornou para mim um afago diário para minha alma. Cada dia que ia se passando, eu sentia mais confiança nas providências Divinas.

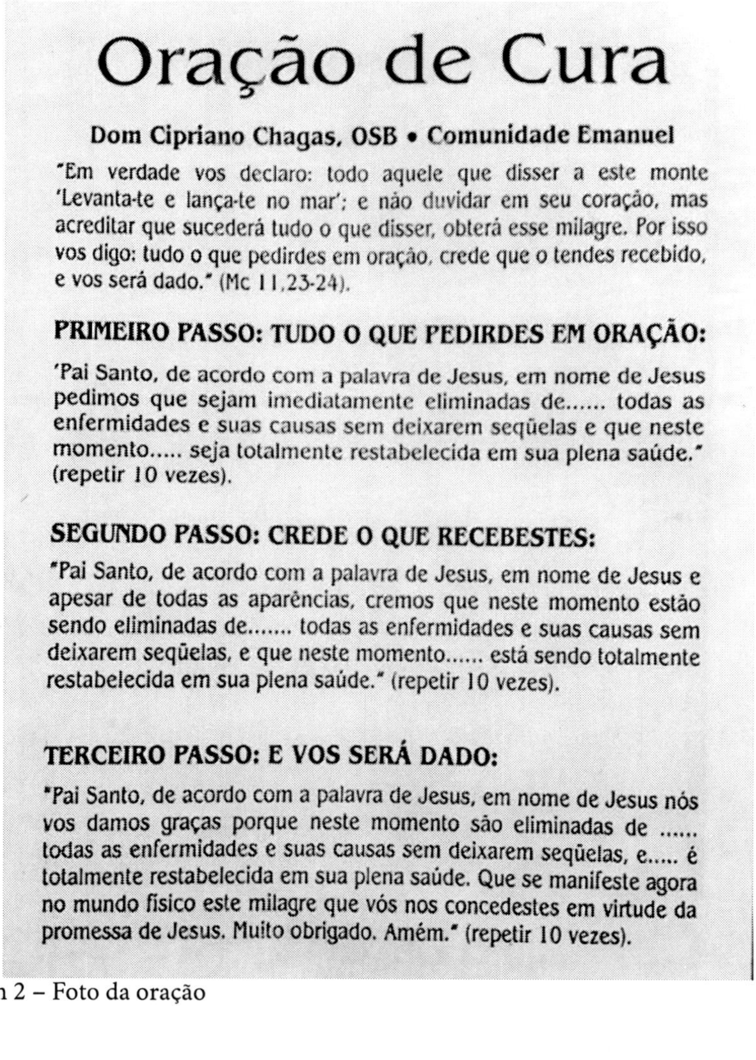

Oração de Cura

Dom Cipriano Chagas, OSB • Comunidade Emanuel

"Em verdade vos declaro: todo aquele que disser a este monte 'Levanta-te e lança-te no mar'; e não duvidar em seu coração, mas acreditar que sucederá tudo o que disser, obterá esse milagre. Por isso vos digo: tudo o que pedirdes em oração, crede que o tendes recebido, e vos será dado." (Mc 11,23-24).

PRIMEIRO PASSO: TUDO O QUE PEDIRDES EM ORAÇÃO:

'Pai Santo, de acordo com a palavra de Jesus, em nome de Jesus pedimos que sejam imediatamente eliminadas de...... todas as enfermidades e suas causas sem deixarem seqüelas e que neste momento..... seja totalmente restabelecida em sua plena saúde." (repetir 10 vezes).

SEGUNDO PASSO: CREDE O QUE RECEBESTES:

"Pai Santo, de acordo com a palavra de Jesus, em nome de Jesus e apesar de todas as aparências, cremos que neste momento estão sendo eliminadas de....... todas as enfermidades e suas causas sem deixarem seqüelas, e que neste momento...... está sendo totalmente restabelecida em sua plena saúde." (repetir 10 vezes).

TERCEIRO PASSO: E VOS SERÁ DADO:

"Pai Santo, de acordo com a palavra de Jesus, em nome de Jesus nós vos damos graças porque neste momento são eliminadas de ...... todas as enfermidades e suas causas sem deixarem seqüelas, e..... é totalmente restabelecida em sua plena saúde. Que se manifeste agora no mundo físico este milagre que vós nos concedestes em virtude da promessa de Jesus. Muito obrigado. Amém." (repetir 10 vezes).

Imagem 2 – Foto da oração

Dr.ª Príscila, então, se despediu dizendo que estaria me aguardando assim que chegássemos de São Paulo.

Quando entramos no carro, meu marido sugeriu que fôssemos ao laboratório para conversarmos pessoalmente com os atendentes. Cheguei lá e fui diretamente naquele que tinha conversado ao telefone com Léo. Apresentei-me, expliquei a situação e ele ligou para o responsável da outra unidade na minha frente. Ao desligar o telefone me disse: "Senhora, infelizmente o seu material já foi enviado pra São Paulo". Debrucei no balcão e comecei a chorar, pois tinha entendido na fala da Dr.ª Príscila o quão importante seria aquele resultado. Enquanto eu estava lamentando e chorando no balcão, o telefone do atendente que estava conversando comigo, tocou. Ele me pediu licença para atender aquela ligação. Conversou rapidamente e desligou o telefone me dizendo: "Senhora, acabei de conversar com minha colega e ela me disse que seu material se encontra em nossa outra unidade, a senhora pode ir buscar?". Eu não acreditei naquilo que tinha ouvido, agradeci e saí correndo de lá. Entrei no carro chorando de emoção e alegria, meu marido sem entender nada olhou para mim e eu logo disse a ele: "Vamos, corre para o laboratório, o material ainda está aqui, vamos lá buscar". Ele saiu dirigindo super feliz e me falando que nunca podemos deixar de tentar. Ele sorria por ter insistido comigo e eu o agradeci. Percebi ali o quanto Deus não desiste da gente, quando temos que fazer algo ele insiste até fazermos.

Chegando na outra unidade do laboratório, a atendente me viu chorando e já foi logo me pedindo desculpas pelo atraso no envio. Ela pensou que eu estava triste por eles não terem enviado ainda. Aí eu falei: "Não, não precisa se desculpar, foi Deus que não deixou vocês enviarem" e terminei explicando que estávamos indo para São Paulo e que, levando pessoalmente o material para lá, o resultado sairia em apenas 2 dias. Ao terminar de contar tudo aquilo que estava acontecendo, ela se derramou em lágrimas e me disse: "Camila, eu não tenho dúvidas que foi Deus, olha para trás, você está vendo aquele motoqueiro aqui na porta?". Eu olhei e vi que o motoqueiro tinha acabado de parar na porta do laboratório e ela continuou: "Pois é, ele está esperando esse malote para levar no correio. Esse malote só tem materiais de ontem e hoje (segunda e terça), o seu material é de sexta-feira passada e era para ter sido enviado na própria sexta, ou, no máximo, no sábado. Eu não sei por que ele ainda está aqui, é o único material de sexta que ficou nesse malote". Continuou: "Eu não ia abri-lo para conferir, pois já tínhamos certeza de que não estava mais aqui. Só olhei mesmo porque vocês insistiram muito. Foi realmente Deus que não deixou o seu material ir antes". Eu abracei a atendente e chorando juntas, degustei ali o primeiro milagre palpável daquele meu processo.

Meu marido tem o hábito de falar uma frase de Albert Einstein que é: "Ou vivemos como se os milagres não existissem ou vivemos como se TUDO fosse milagre". A nossa escolha sempre será a de viver nossas vidas percebendo nos detalhes os verdadeiros milagres. É assim que Léo me ensina a viver, olhando para tudo como o mais lindo e providente milagre de Deus.

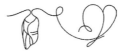

PRIMEIRA CONSULTA EM SÃO PAULO

Dia 13 de abril de 2016, quarta-feira. Dia de partir pela primeira vez para aquela cidade que eu nunca tive vontade de conhecer, pensava em São Paulo e só imaginava aquela cidade agitada, estressante. Porém, ao receber a indicação de Dr.ª Príscila, senti paz e tive a certeza que estaria no melhor lugar para mim, naquele momento.

Acordamos bem cedinho, pois meu marido tinha conseguido uma passagem para o primeiro voo que saia às 6:00 da nossa cidade, com apenas uma conexão rápida em Belo Horizonte. Aquele voo tinha previsão de chegada às 10:00 em São Paulo, tempo necessário para irmos direto para a consulta que estava marcada para às 12:00. Tudo estava cronometrado.

Para o nosso desespero, ao chegarmos em BH, fomos informados pela companhia aérea que devido a um problema no avião, o nosso voo estava atrasado e por esse motivo eles iriam nos trocar de aeronave. Todo esse imprevisto nos deu mais de uma hora de atraso. Tudo aquilo me deixou extremamente aflita, pois eu só pensava no horário da consulta. Meu receio era não dar tempo do médico me atender, pois ele ia fazer sua viagem na tarde daquele mesmo dia.

Antes de embarcarmos neste voo, meu marido tirou uma despretensiosa foto da aeronave apenas para mandar para o meu irmão, que é apaixonado por aviões. Subimos pela parte de trás e, como não tinha assento marcado devido à troca de aeronave, escolhemos nossos assentos somente ao entrar. Fui logo me sentando nas primeiras poltronas duplas que estavam disponíveis no final do avião e Léo foi andando lá para frente para procurar um assento melhor. Encontrou vaga nas primeiras poltronas, acenou me chamando para eu ir para lá. Quando nos sentamos, ele pegou o celular para mandar a foto para o meu irmão e aí veio a nossa grande surpresa e mais um sinal de Deus para me acalmar. Na foto apareceu um enorme e radiante feixe de luz, vindo do céu, exatamente sob a janela do assento que havíamos escolhido. Meu marido mais uma vez me mostrou a mão de Deus e interpretou o acontecido como um refrigério para nós diante de toda aquela preocupação por conta do horário. Mais um sinal dos céus, me mostrando que era Jesus quem estava comandando tudo.

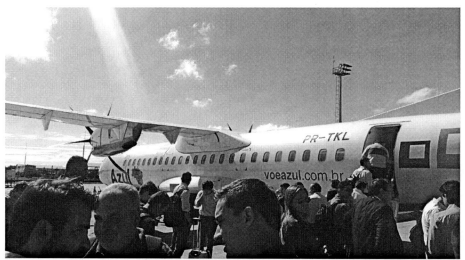
Imagem 3 – Raios luminosos vindos do céu em direção à poltrona que iríamos sentar

Além do estresse com o horário, essa foi sem dúvida, a viagem mais angustiante que fiz. Eram muitas expectativas e perguntas, realização de exames, definição de tratamento, mais exames, mais perguntas... Enfim, ainda havia muitas coisas a serem definidas. Tudo isso me deixou muito aflita, a vontade de começar a tratar logo era muito grande. Todavia, não adiantava ter pressa, era tempo de espera, era tempo de resolver todos os detalhes, para depois estipular o tratamento. E esses dias foram longos, essa fase parecia ser interminável. Foram dias extremamente cansativos, que pareciam não ter fim. Agendamento de exames e mais exames, agulhadas, contrastes, máquinas, espera de resultados, burocracias com plano de saúde, espera por autorização do plano, jejum, medo, dor... São dias verdadeiramente cinzentos, mas a força para vencê-los não era minha, era a força Divina. Ela me fazia seguir, apenas seguir, me fazendo agilizar e cumprir o mais rápido possível tudo que era da minha responsabilidade, tudo que dependia de mim para poder ter todas as informações que os médicos necessitavam sobre o meu estado clínico. Eu tinha urgência em fazer tudo que eles me solicitavam, pois sabia que estava numa corrida contra o tempo. Só imaginava que o câncer estava crescendo e que eu deveria agilizar tudo logo para começar a tratar. Por isso, passava por cima de todo cansaço físico e emocional e seguia em frente sem olhar para as dificuldades, eu só queria fazer tudo que dependia de mim.

ALÉM DA CURA FÍSICA

Nessa viagem, passou um filme na minha cabeça. O filme da minha vida cruzou meus pensamentos rapidamente. Parei e percebi como realmente a nossa vida é o agora, como é real esse "só temos esse instante". Tudo mudou em poucos minutos, de um dia para o outro eu me vi com um diagnóstico que ameaçava a minha vida, que causou uma reviravolta em todos os meus planos. De repente, estávamos viajando para uma cidade que nunca tínhamos desejado conhecer, deixando nossos filhos, nossos trabalhos, nosso dia a dia. Tudo que eu mantinha sob meu controle estava sendo retirado das minhas mãos, e a partir daquele momento eu teria que aprender a me entregar à vontade de Deus. Vivemos numa correria sem fim, numa velocidade que o mundo nos exige, num desenfreamento. Somente nesses momentos que somos obrigados a parar é que percebemos que isso não serviu para nada, pois fomos perdendo a conexão com Deus. Não adianta só ter uma religião e frequentar assiduamente uma igreja. Se não fizermos as pausas necessárias para percebemos o sentido de cada passo, nos desligaremos do Pai do Céu.

O mundo se torna perigoso quando perdemos a nossa conectividade com Deus, pois além do nosso aspecto físico, também temos o emocional e, sobretudo, o espiritual. E esse tripé tem que estar sempre em equilíbrio. Quando nos preocupamos apenas com as tarefas e deveres terrenos, o espiritual fica enfraquecido. A correria do dia a dia, muitas vezes, nos distancia de Deus e faz com que não enxerguemos as minúcias, tão importantes para nos ligarmos a Ele.

Foi assistindo a esse filme da minha vida que eu percebi que essas pequenas coisas, em que sempre é possível enxergar Deus, na verdade são as mais grandiosas e valiosas, pois Ele é toda essa sutileza. São elas que realmente fazem e dão sentido às nossas vidas. É num "bom dia" com alegria, é no cheiro dos nossos filhos, no olhar brilhante deles para nós, nas falas simples e honestas, na sinceridade que há nos seus corações, é no abraço demorado e caloroso, é nas incontáveis ligações sem muito assunto da minha mãe, é no agradecimento de um paciente por ter conseguido ajudá-lo, é nos encontros com as amigas, nas risadas, nos cheiros, nos sabores, no barulho do vento, na música em forma de oração, no perceber as pessoas. É estar inteira onde estou pisando.

Ali, depois desse momento de reflexão profunda, eu entrei em oração, me senti deitada no colo de Jesus e só consegui clamá-lo para realizar o seu milagre em mim. Pedi novamente a Ele para que eu fosse testemunha viva do seu pleno amor por todos nós, roguei a graça de poder ver meus filhos crescerem. Pedi a dádiva de realizar todos os sonhos com meu marido. Pensei nos meus pais, no meu irmão, no quão importante eles são para mim. Roguei e clamei muito a Deus pela minha cura! Ali naquela viagem eu tive a percepção de que começara o momento da minha cura. Naquela oração percebi que não foi Deus quem me deu o câncer, mas seria Ele que iria me curar, me livrar dele. Permiti deixá-lo tomar as rédeas daquela situação, decidi que a partir dali, tudo que acontecesse em minha vida seria pelas mãos d'Ele. Adotei um olhar de aprendizado, de restauração, percebendo as curas escondidas por trás do câncer. Decidi e permiti alcançar e agarrar a cura que há em cada dia. Decidi então viver A CADA DIA UMA CURA!

Chegando em São Paulo, fomos recebidos por aquela que considero hoje como minha segunda família. Marcinho, um primo do meu pai, praticamente um tio para mim, havia se mudado há pouco tempo para São Paulo com a sua esposa para ajudarem sua filha com seus netos. Ao saber do meu diagnóstico, ele ligou imediatamente para o meu pai e se disponibilizou a ajudar com o que precisássemos. Sugeriu que eu fosse para São Paulo. Disse que era para eu ficar no apartamento deles, que ele fazia questão de nos acompanhar em tudo. Aquilo foi uma confirmação de Deus indicando o caminho que eu deveria percorrer. As mãos do Senhor em todo o processo, do início ao fim, foram muito perceptíveis. Essa mudança recente deles para São Paulo foi a sutileza do amor de Deus organizando tudo para que eu recebesse o seu amor através de Marcinho, Viviane e toda sua família. Deus providenciou e preparou tudo para que eu fosse para lá. Ele estava atuando nos detalhes. Porque Ele é o Deus de detalhes, de aliança, de promessas!

Eles fizeram questão de nos buscar no aeroporto e nos acompanhar naquele dia exaustivo. Seguimos direto para o hospital. Estava extremamente preocupada com o horário. Chegamos um pouco atrasados, por volta de 14:00. Mas durante todo trajeto, eu liguei para a secretária e ela sempre me acalmava dizendo que ele iria me atender. Entrando naquele hospital, me deparei novamente com o amor de Deus. A última coisa do mundo que aquele lugar se parece é com um hospital. Eu pensava: "Meu Deus, como eu estou aqui?". O lugar é maravilhoso, mais parece um shopping center do que propriamente um hospital. Um espaço que me fez esquecer que eu estava doente. Começavam ali os tempos de perceber que temos muito mais do que merecemos. E que mesmo sem ter nenhum recurso, ou mesmo sem nenhuma possibilidade de tratar num lugar daqueles, Deus sempre nos presenteia com o que há de melhor para nós. Nem mais, nem menos, mas sempre o melhor para nós. Basta CONFIAR! O que recebi foi muito além do que eu imaginava, porque os planos d'Ele são sempre muito melhores que os nossos. Entrei no departamento de oncologia e cada vez que eu lia essa palavra, um frio na coluna me subia. Vi alguns pacientes já em tratamento, alguns carecas, outros com lenços, alguns mais debilitados, mas todos, sem exceção, estavam com sorrisos nos rostos. Não vi ninguém apreensivo ou desesperado, pelo contrário, vi pessoas gratas pela vida.

Fui para o guichê de atendimento e lá tive o primeiro contato com meu anjo da guarda: Jéssica, a secretária do mastologista. Com um sorriso e gentileza inexplicável, ela me recebeu calmamente e me tranquilizou quanto ao horário da consulta. Lembro-me que eu e meu marido estávamos super agitados, mas ela conseguiu nos acalmar com sua docilidade, nos deu todas as orientações e disse para aguardarmos que o Dr. Frasson já iria nos atender. Ficamos ali na recepção com Marcinho e Viviane (meus tios) que não quiseram ir embora. Permaneceram lá no hospital o tempo todo com a gente.

Rapidamente, uma das médicas da equipe me chamou e nos colocou no consultório para aguardá-lo. Quando ele entrou no consultório, eu estava com a cabeça debruçada sobre a mesa. Eu estava angustiada, a minha fisionomia estava realmente abatida e assustada. Percebendo aquele meu estado, educadamente nos cumprimentou, se apresentou e com um sorriso no rosto, carinhoso e gentil me disse: "Oi menina! Levanta essa cabeça, fica firme, hein? Você chegou na Alemanha e aqui nós ganhamos de 7 x 1 do Brasil!", fazendo piada com o placar do jogo da Copa do Mundo. Aquilo me sacudiu e me fez pensar: "Camila, reaja! Aproveite essa oportunidade. Você está sendo cuidada onde, nunca em seus melhores sonhos, você imaginou que pudesse estar". Levantei a cabeça e sorri. Assim a consulta foi acontecendo. Eu comecei a enchê-lo de perguntas técnicas. Até que num determinado momento, ele me interrompeu fazendo a seguinte analogia: "Mocinha, eu preciso te falar uma coisa: vamos imaginar que vocês estão indo fazer uma viagem. Vocês escolheram o destino, escolheram a companhia aérea e escolheram o voo. Agora sente-se na poltrona, relaxe, porque quem vai pilotar essa aeronave sou eu. Eu sou o piloto! Deixe-me cuidar de você!". E mais uma vez, senti um "sacode". Escutei a voz de Deus falando comigo naquele momento, uma segurança enorme tomou conta de mim. Foi nessa frase, tão firme e segura, que pude sentir que Deus falava para mim através daquele médico. Foi ali naquela consulta que mais uma vez meu coração se acalmou e eu consegui mudar meu olhar no momento em que eu queria controlar cada detalhe. Pude então perceber que Deus me sacudia me dizendo: "Deixe-me agir no seu viver! Pare de querer controlar tudo! Deixe-me realizar os meus planos para sua vida! Perceba que sou Eu o dono do seu viver, falando através da Dr.ª Príscila para procurar o Dr. Frasson. Fui Eu que permiti aquela mastite, te obrigando a interromper a amamentação, para perceber o nódulo. Coloquei a Dr.ª Bertha na sua vida. Estou em cada detalhe, minha filha. Acalme-se e se entregue a mim!".

Até aquele momento, eu ainda tinha a ilusão de que poderia controlar tudo. Eu nunca tinha experimentado ser "paciente", mas naquele encontro eu percebi que deveria realmente me entregar. E tive a certeza de quem iria cuidar de mim: Dr.ª Príscila Miranda (oncologista) e Dr. Antônio Luiz Frasson (mastologista). Decidi fazer e confiar no que eles se propusessem a fazer por mim, com a convicção de que seriam apenas instrumentos conduzidos por Deus.

Com isso, as perguntas foram ficando menos técnicas e eu fui me permitindo ser cuidada. Em cada consulta, conhecendo-o um pouquinho mais, percebi que ele é um médico que não se desconecta de Deus, ele permite que o Espírito Santo de Deus seja o seu guia. Ele trata o paciente como ele gostaria de ser tratado. Aliás, que maravilha seria se todos nós agíssemos sempre assim, nos colocando no lugar do outro. Tratando o outro como gostaríamos que nos tratassem. "Amar a Deus sobre todas as coisas e ao próximo como a ti mesmo" é um grande e valioso ensinamento de Jesus a nós e que o Dr. Frasson cumpre com grandeza. Foi a partir daquela consulta que confirmei mais uma vez o quanto Deus me ama. Pois ali percebi que não estava desamparada, por mais que eu estivesse distante geograficamente da minha família, por mais difícil que fosse aquela situação, eu não estava sozinha. Senti-me totalmente acolhida e segura, com o coração em paz em confiar o resgate da minha saúde nas mãos daquele cirurgião.

Definir quem irá cuidar de você é o primeiro passo a ser tomado; e desde o início, Deus me colocou diante dos seus melhores anjos aqui na terra. O Dr. Frasson foi mais um deles. A firmeza e ao mesmo tempo a delicadeza de cada frase dita, acalmava meu coração e eu me sentia segura em confiar a ele a missão de ser o meu cirurgião.

Aproveitamos aquela oportunidade para questioná-lo sobre a imunoterapia, assunto que tinha nos chamado a atenção naquela reportagem que tínhamos visto na televisão, no programa Domingão do Faustão, com um médico oncologista na TV. Segundo a reportagem, o mais novo tratamento contra o câncer, com excelentes resultados. A nossa intenção era ter perguntado para a Dr.ª Príscila, mas acabamos nos esquecendo. Como estávamos num grande centro, num hospital referência, pedimos indicação para o Dr. Frasson de um médico para aprofundarmos naquele assunto. Ele nos orientou a consultar com um oncologista de lá e nos deu algumas opções de nomes para escolhermos.

Bem, após me avaliar, pediu alguns exames e encerrou a consulta com a frase: "Vamos trabalhar para a sua cura, eu não tenho outra opção a não ser a sua cura!". Na saída do consultório, o Dr. Frasson segurou minha mão, que estava enrolada com meu terço, retirou do seu bolso algum objeto e apertou-a fortemente dizendo: "Estamos juntos, você não está só". Ao sentir aquele objeto, percebi que era outro terço. Esta foi a confirmação de que entre nós estava Jesus e, tomando a frente de tudo, estava Nossa Senhora com sua providência de Mãe. Como não confiar naquele médico? Como não perceber Deus? Aquele momento foi como se Deus colocasse chão onde não havia. É preciso dar o primeiro passo, é preciso confiar para que possamos enxergar o agir d'Ele e receber seu amor por nós.

Saímos do consultório e fomos marcar os exames que Dr. Frasson havia solicitado. Sentados na bancada de agendamentos, e para nossa surpresa, vimos passando pelo corredor do hospital exatamente o médico que tínhamos visto na televisão há três dias. Eu olhei para o meu marido, ele olhou para mim, nossos olhares se comunicaram e pensamos a mesma coisa: "O médico que vimos na TV falando sobre a imunoterapia está diante de nós!". Como uma mágica, Deus tinha apontado o profissional para eu procurar. Eu tinha uma lista de nomes sem saber quem escolher, mas Deus colocou diante dos nossos olhos exatamente a pessoa que queríamos. O médico que falou com muita esperança sobre a cura do câncer estava na nossa frente! Lembrei-me de tudo que ele tinha falado na entrevista. E também do seu nome e os hospitais onde trabalhava: Dr. Fernando Maluf, médico oncologista do Hospital Albert Einstein. E onde estávamos? Exatamente naquele Hospital. Meu marido ficou extremamente empolgado e feliz, foi imediatamente abordando as secretárias para conseguirem uma consulta e disse: "Vida, parece que Deus está falando assim: 'vocês querem saber sobre esse assunto? Então vou colocá-los diante da pessoa que sabe tudo sobre isso!'". Confirmamos com a recepcionista se aquele médico tinha dado uma entrevista na TV no domingo. Ela disse: "Sim, é o Dr. Fernando Maluf". Apressadamente, perguntamos se era possível conseguir uma consulta com ele. Jéssica nos encaminhou para sua secretária. Explicamos que éramos de fora e íamos embora no dia seguinte. Ela, muito atenciosa, disse que ia tentar um encaixe para ele nos atender naquele instante mesmo. Fiquei boquiaberta mais uma vez com a agilidade de Deus.

Enquanto esperávamos sua resposta, voltamos para a marcação dos exames que o Dr. Frasson tinha nos pedido. Sentada ali, a sensação que tive naquele momento foi que eu era uma peça de um jogo de tabuleiro conduzida pelas mãos de Deus. Ele me tirava de um lugar e me colocava em outro exatamente onde queria, onde seria melhor para mim. E foi bem assim durante todo esse meu processo de cura. Meu marido sempre me lembrava das minúcias e cuidado de Deus com a gente, desde muito antes, tudo já estava sendo preparado e providenciado por Ele. Sentia que estava sendo mesmo carregada no colo de Jesus. Um sentimento de que eu não precisava preocupar com nada, não precisava fazer muito, era só estar atenta aos sinais e seguir, pois Ele estava organizando tudo. A cada passo, uma CONFIANÇA e uma sensação de leveza iam tomando conta de mim, e cada vez mais eu ia me entregando e soltando as rédeas da situação para Deus nos conduzir.

Eu passei a degustar as pequenas coisas, que na verdade são as mais grandiosas, como a misericórdia de Deus para nós. Elas que fazem diferença e determinam a nossa história. Por isso, temos que abrir os nossos corações para que consigamos enxergar com olhos de amor os milagres que Deus realiza a todo instante em nossas vidas. É importante confiar plenamente, acreditar que já recebemos o milagre, com simplicidade, sem expectativas, apenas com esperança, e ele acontecerá. "Agradecer mais e mais agraciada serei!".

Como já disse, senti desde o início que Deus iria conduzir esse capítulo da minha vida. Bastava eu crer e escolher viver o caminho da cura. Bastava eu agir segundo a vontade de Deus. Bastava confiar que é Ele quem tudo pode. Não acredito que fui uma escolhida d'Ele para passar por tudo isso. O Senhor não nos dá nada ruim, e sim, Ele nos tira das situações ruins. Deus é amor e não dor. Comparo meu diagnóstico com a passagem bíblica do Filho Pródigo. O câncer é o pecado, a vida desmedida vivida por aquele filho que recebeu toda a herança e o livre arbítrio para viver conforme sua vontade. Mas depois de perder tudo para o mundo, volta para os braços do seu pai e pede perdão. Sentia-me como sendo esse filho. Só Deus podia me tirar daquela situação. Bastava que eu aceitasse a sua misericórdia, começasse a enxergar tudo como cura. Bastava confiar plenamente nele, assumir os meus pecados e reconhecer minha dependência d'Ele. Minha força vem de Deus e eu a recebo mais fortemente através dos meus pais, pois como já disse, são a minha fonte de vida, de amor. É Ele o meu amparo, a minha segurança. Deus está a todo momento de braços abertos para nós.

Conseguimos a consulta com o oncologista Dr. Fernando Maluf e tivemos ali a oportunidade de esclarecer as dúvidas quanto ao tratamento da imunoterapia. Mais uma vez, o cuidado de Deus foi experimentado e, não muito diferente do Dr. Frasson, ele basicamente falou as mesmas coisas que a Dr.ª Príscila havia me dito. Afirmou que conhecia a minha médica e que eu estava sendo acompanhada por uma das melhores oncologistas do Brasil. Pediu-me mais exames e falou para eu voltar quando o resultado da imuno-histoquímica e do PET/CT estivessem prontos. Finalizou a consulta com a mesma frase: "Só temos uma opção: sua cura!".

Naquele mesmo dia, fiz alguns exames lá no hospital: ultrassom e biópsia do linfonodo axilar. Também deixamos o material para realizarem a tão esperada imuno-histoquímica. Saímos de lá já à noite.

Chegamos em casa muito cansados. Exames, providências, decisões importantes em pouco tempo, tudo isso desgasta demais. Mas como é Deus quem cuida, estávamos amparados pelo cuidado e amor de Vivi e Marcinho. Havia muitos anos que eu não convivia com eles. Apesar da proximidade das nossas famílias, a rotina da vida foi nos distanciando. Nosso último encontro tinha sido no meu casamento, há 7 anos. Mesmo ainda tímidos e tensos com toda aquela situação, eles conseguiram nos fazer sentir em casa. Jantamos, conversamos um pouco e fomos descansar, pois eu precisava começar o jejum para no outro dia bem cedo fazer o PET/scan. Logo após, iríamos voltar para nossa cidade, com mais exames marcados para serem feitos lá.

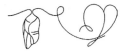

DIAS EXTENUANTES

Dia 14 de abril de 2016. Dia de fazer mais exames ainda em São Paulo. Hoje foi o dia do PET/CT, esse exame é como se fosse um *scanner* de todo o corpo, com o objetivo de identificar o estadiamento da doença, ou seja, ele identifica se tem alguma outra área ou órgão acometidos pelo câncer. É um exame bem moderno e viabiliza uma maior precisão médica. No dia anterior, eu já tinha feito uma biópsia para confirmação de um linfonodo que, pelo exame de ultrassom, pareceu acometido. Foram dois dias extenuantes em São Paulo, que mais pareceram uns trinta. O que me impulsionava era o pensamento que eu carregava de fazer tudo que me propusessem os médicos. Um sentimento de fazer tudo o que me cabia, o mais rápido possível. Eu precisava ser forte para que todos esses exames ficassem prontos logo. Fiquei a manhã toda no hospital. O PET demora mais ou menos umas quatro horas. Um exame exaustivo porque o paciente precisa ficar isolado, em jejum e recebendo a radiação intravenosa. Ao final, saímos rapidamente para almoçarmos e seguirmos para o aeroporto. A previsão de chegada em nossa cidade era de quase meia noite.

Na conexão em BH, a clínica de Montes Claros nos ligou perguntando se podíamos fazer a ressonância de crânio (um dos exames faltantes que Dr.ª Príscila havia solicitado) no horário de meia noite. O exame requeria jejum de 6 horas. Felizmente, minha última refeição tinha sido ainda em São Paulo, ao meio dia, e desde então não tinha conseguido comer mais nada. Assim sendo, decidi passar por cima da minha exaustão para agilizar toda essa fase e fomos direto do aeroporto para a Ressonar (clínica para realizar a ressonância). Lembro-me até hoje do meu esgotamento naquele dia. Dois dias inteiros de consultas, hospital, isolamento, contrastes, jejuns, dúvidas... Eu estava realmente exausta, porém eu pensava: "Se tenho que fazer, então vou fazer logo". E o que me fazia realizar tudo era pensar que eu estava lidando com um câncer, era uma corrida contra o tempo, onde um dia faria muita diferença para a minha cura. Então mantive o meu propósito de fazer o mais rápido possível tudo o que coubesse a mim. E iria entregar nas mãos dos médicos o que era de responsabilidade deles: decisões, protocolos, condutas. Sem me preocupar muito com essas questões, meus pensamentos não saíam dos meus filhos, ainda praticamente bebês, totalmente dependentes de mim. Ao mesmo tempo que aquilo me angustiava, era o meu maior motivo para continuar essa corrida e não desistir. Eu pensava: "É por eles, é para eu voltar melhor, curada e sadia para eles".

Os dias agora eram mais uma vez de espera. Espera pelos resultados. Espera para saber como tudo iria seguir. Nesta semana, recebi muitas visitas, ligações de amigas querendo saber como eu estava passando, se estava precisando de alguma coisa, mas a única vontade que eu tinha era de ficar com meus filhos.

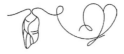

SUSPEITA DE METÁSTASE

Dia 19 de Abril - Voltamos para São Paulo, pois os resultados do PET-CT e da imuno-histoquímica estavam prontos e os médicos queriam me ver pessoalmente.

A cada viagem para São Paulo, era uma experiência com Deus. Foi nesse voo que a nossa pequenez me saltou aos olhos. Assim que o avião decolou e foi se distanciando da cidade, percebi o quanto somos pequenos. Cada vez que o avião se distanciava, a imagem da cidade se modificava e já não conseguia perceber os detalhes, cada vez mais distantes. Fui imaginando a imensidão do universo, o quão pequenos somos diante dele. O quanto ainda não sabemos sobre ele. Isso também vale para as coisas de Deus. Quanto mais distantes dele, menos enxergaremos suas obras, os detalhes das suas obras em nossas vidas. E naquele momento, o único sentimento que eu tinha era de permanecer pertinho d'Ele.

Chegando em São Paulo, fomos novamente direto para o hospital. Mais uma vez meu tio e sua esposa nos buscaram no aeroporto e nos levaram para a consulta. Eles estiveram presentes em cada ida. Passei primeiro pela consulta com o mastologista, que me explicou sobre o resultado do exame da imuno-histoquímica. Lembro-me que ele desenhou no papel quais seriam as nossas opções para o meu tratamento e as armas que eu tinha a meu favor para combater aquele câncer. Ele deixou claro que o papel dele como mastologista seria definir o melhor momento para a cirurgia e a melhor técnica a ser usada em mim. Explicou que as outras estratégias medicamentosas e protocolos quimioterápicos seriam definidas pelo oncologista.

Logo após me consultei novamente com o Dr. Fernando Maluf, pois era ele que iria nos dizer sobre o resultado do PET/SCAN. Chegando no consultório do oncologista, tivemos a pior notícia que poderíamos ter. Ele nos disse que o exame tinha detectado uma possível metástase, um outro linfonodo parecia estar acometido, localizado no mediastino, região interna do tórax. Então o PET/SCAN, além de apontar o tumor da mama e do linfonodo axilar, detectou outro linfonodo no tórax. Sugerindo uma metástase à distância, ou seja, além da mama e axila.

Aquela notícia mudava toda a perspectiva do tratamento e o prognóstico. Teríamos que refazer toda nossa programação. Ouvir a palavra metástase foi assustador, foi como perder o chão que eu havia acabado de encontrar para pisar. Foi como se todas as esperanças construídas tivessem acabado ali. Imaginar que a doença estava avançada, acometendo outros órgãos, foi desesperador. Era como se o meu cronômetro regressivo da vida tivesse acelerado e o meu tempo aqui com meus filhos tivesse diminuído ainda mais. Os médicos de São Paulo nos explicaram que seria necessário realizar uma biópsia guiada por tomografia para localizar o linfonodo e confirmar, pela análise patológica, se era realmente o tumor ou se era apenas um linfonodo reacional sem alterações malignas.

Fizemos o orçamento para realizar este exame, o que nos assustou, pois era muito caro. Com todas aquelas notícias, nos vimos numa situação bastante complicada, além de um possível diagnóstico avançado da doença, ficamos muito preocupados com o valor do procedimento. Envolvidos por tamanha apreensão, resolvemos ligar para um grande amigo nosso que é cirurgião toráxico em Belo Horizonte, um amigo-médico em quem confiamos plenamente. Queríamos ouvi-lo mais uma vez, pois ele foi o nosso amparo e segurança na ocasião do diagnóstico. Foi o primeiro amigo para quem contamos o que estava acontecendo.

Meu marido fez a ligação ainda do hospital, ele pediu para ver as imagens do exame. Após vê-las, explicou-nos que a região onde o linfonodo estava localizado era extremamente delicada. Disse-nos que se fossemos fazer a biópsia guiada por tomografia sugerida pelos médicos de São Paulo, teria realmente que ser no Einstein, pois era um procedimento extremamente arriscado devido à localização do linfonodo. Mas diante da questão do valor do procedimento, ele nos deu uma outra alternativa: irmos para Belo Horizonte, onde ele mesmo faria uma abordagem cirúrgica para retirada do linfonodo. Ao invés de apenas puncioná-lo para pesquisar, ele iria realizar uma técnica de cirurgia toráxica que alcançaria o linfonodo e o retiraria com toda segurança.

Naquele momento, eu já não sabia mais qual decisão tomar, estava totalmente perdida. Foram muitas informações ao mesmo tempo, minha cabeça já não processava mais nada. Falei para o meu marido que eu não sabia mais o que fazer, sem tempo para pensar, me vi naquele momento pressionada em tomar decisões importantíssimas em pouco tempo. E ele só falava: "Vamos fazer do jeito que você se sentir mais segura".

ALÉM DA CURA FÍSICA

Decidi então me entregar à vontade de Deus. Entendi que aquela opção da cirurgia em BH era o Espírito Santo me conduzindo, eram as asas do Senhor me fazendo embarcar naquele voo. Uma vez tomada essa decisão, avisamos nosso amigo e ele nos falou que poderia fazer o procedimento no dia seguinte. Mais um desafio: mudar passagens aéreas, achar voos para Belo Horizonte, avisar a família que não iríamos embora. Enfim, momentos tensos.

Voltamos para o apartamento do meu tio e, no caminho, pedimos ao taxista para parar para comprarmos umas flores para eles. Na banca das flores, a vendedora me abordou e me perguntou se eu era de São Paulo, eu respondi que era de Minas. Ela insistiu: "Tá aqui passeando?". Eu disse: "Não, vim consultar". Ela continuou, como se tivesse adivinhado: "Você veio tratar de câncer?". Eu assustada, respondi: "Sim, como você sabe?". Ali me vi como Jesus no deserto enfrentando as tentações que insistiam em desviá-lo do seu caminho. Entendi naquele momento a diferença entre PROVAÇÃO e TENTAÇÃO. Eu estava atravessando meu deserto, estava passando pela maior provação da minha vida, e durante esse percurso, me apareceu a tentação. Aquela mulher conseguiu me tirar a paz. Ela prosseguiu: "Essa doença tá matando muita gente, minha cunhada morreu esses dias. Que pena! Você é tão nova!". Aquilo para mim foi terrível, o olhar de piedade daquela mulher, talvez até maldoso, acabou comigo. Foi como se ela tivesse decretado a minha morte, me senti uma derrotada. Chorei muito e fiquei extremamente abalada com o ocorrido. Eu já estava fragilizada com a possível metástase e escutar aquilo foi aterrorizante.

Chegando ao apartamento, todos que estavam lá perceberam que eu não estava bem. Contamos o que os médicos tinham diagnosticado e também o que aquela mulher havia me dito. Naquele momento, a sogra do meu tio (Dona Nazaré) me chamou para fazermos uma oração. Entramos para o quarto e ela leu uma passagem da bíblia para mim que dizia: "Não morrerás, mas contarás as maravilhas do Senhor". Ela me ungiu com óleo e me disse para não tomar posse das palavras vãs daquela mulher. Sugeriu que eu interiorizasse a mensagem que Deus tinha para mim. Fiquei maravilhada com o amor de Deus. Percebi o quanto Ele nos ampara, levanta e livra. Lembrei-me das tentações que Jesus sofreu no deserto. O quanto o demônio tentou contra Ele. E me vi naquela situação de tentação. O mal existe sim e não podemos subestimá-lo. Ele usa as pessoas para nos atingir, e infelizmente, aquela mulher tinha sido usada por ele para me afetar. Mas meu Deus é maior, é Ele quem me guia. Decidi tomar posse da sua palavra e interiorizei que não iria morrer antes que a sua promessa em meu viver não se cumprisse. Naquele dia eu entendi que o que vem de Deus traz paz, o que d'Ele não é, tira a nossa tranquilidade!

Por muitas vezes me vi nessa mesma situação. Muitas pessoas me olhavam com dó, entregando a mim uma sentença de morte. Uma parte difícil do tratamento é lidar com esse tipo de gente. Olhares que nos causam dor. Comentários e histórias podem tirar a nossa confiança e nos abalar emocionalmente.

Com o passar do tratamento, eu fui aprendendo a me blindar desses olhares, falas e de tudo aquilo que me fazia sentir mal. Como eu me protegia? Eu me lembrava que quem fala, diz muito mais sobre si do que sobre o outro. Outro filtro que comecei a usar foi observar a minha reação diante do que eu ouvia: se me causasse conforto, paz, alívio, alegria, era porque vinha de Deus, do contrário, não tomava posse. Passei a colocar Jesus entre mim e a pessoa com quem dialogava, para ter uma escuta que me protegesse e blindasse de tudo que fosse ruim.

Saímos de São Paulo no outro dia à tarde, um grande amigo que trabalhava numa companhia aérea nos ajudou com as passagens, chegamos em Belo Horizonte à noite. No caminho para o apartamento do meu cunhado Bruno, recebi uma ligação de uma prima Sarah, ela mora em Brasília-DF. Já tinha um tempo que não nos falávamos e, apesar de sermos muito próximas, ainda não tínhamos conversado. Ela queria muito saber como eu estava, lembro que contei sobre os meus sentimentos e ela foi a primeira a saber do resultado do PET-CT e da gravidade de todos aqueles últimos acontecimentos. Desabafei com minha prima e ali naquele telefonema pude resgatar a minha essência através daqueles que mais me amam – minha família. Pedi a ela que não contasse a ninguém, pois ainda não tinha falado com a minha mãe, preferia eu mesma falar.

Já na casa do meu cunhado, ligamos para nossas mães que estavam cuidando dos nossos filhos. Uma vontade de conversar e ver os meninos tomou conta de mim. Uma saudade exagerada, uma sensação de vazio. Eu precisava vê-los e escutar suas vozes. Preferi segurar minha emoção, pois sabia que eles iam acabar sentindo como estava fragilizada. Comemos alguma coisa e fomos dormir, pois a cirurgia estava agendada para o outro dia, às 6:00 da manhã. Tudo já tinha sido providenciado pelo nosso amigo/médico Andrey, e pudemos, assim, recuperar nossas energias num sono reparador.

Cirurgia para investigação de metástase

Dia 21 de abril de 2016 - Acordamos bem cedinho e fomos para o hospital, eu, meu marido, meu cunhado Bruno e meu cirurgião e amigo Andrey. Estava muito ansiosa e aflita, pois aquela cirurgia ia precisar de anestesia geral. Como tudo tem uma primeira vez, aquela seria a primeira anestesia geral da minha vida.

Ao chegarmos lá, subimos diretamente para a sala pré-operatória e, como era feriado, o hospital estava muito vazio, o que permitiu que nós três (eu, meu marido e meu cunhado) ficássemos juntos esperando a equipe preparar o bloco cirúrgico para eu entrar. Léo e Bruno tentavam deixar aquela espera mais leve. Eles brincavam, faziam piadas, contavam histórias, enfim... tudo para tirar o foco daquela tensão.

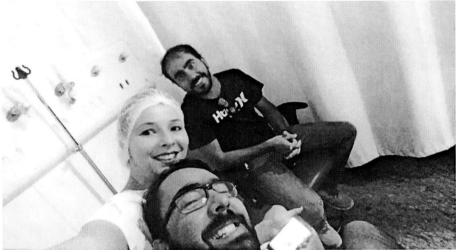

Imagem 4 – Léo, eu e meu cunhado – na sala pré-operatória para investigação do linfonodo mediastinal

Rapidamente, Andrey me apresentou ao anestesista, que me examinou. Despedi-me de Léo com um abraço forte e demorado, com um aperto no peito e aquela vontade de que tudo aquilo fosse pesadelo, do qual eu me despertaria. Ele me beijou, me abençoou fazendo o sinal da cruz na minha testa e me disse: "Nossa Senhora te acompanhe, meu amor, estou te esperando aqui". Na sequência, fui andando até a sala de cirurgia. A cada passo, foi aumentando a vontade de esclarecer e resolver tudo aquilo. Essa minha urgência em agilizar tudo que estava travando o início do tratamento me fez seguir bravamente para aquele procedimento cirúrgico.

Tive a "sorte" de nesse momento ser cuidada por meu amigo. Ele é daqueles médicos em quem temos confiança de nos entregar em suas mãos. Desde o início, era ele quem nos orientava sobre os próximos passos. O nosso carinho e amor por ele é de verdadeira irmandade. Estar ali na sua presença de Andrey me deu total segurança para enfrentar qualquer coisa.

Deitei-me na mesa de cirurgia. O anestesista chegou, conversou um pouco comigo, me explicou que ia me dar uma medicação prévia à sedação para eu adormecer. Eu olhei para o relógio, era 10:30 da manhã. Segundos após, já dormi e quando acordei, olhei novamente para o relógio e percebi que a cirurgia tinha sido bem rápida, um pouco mais de uma hora. Os enfermeiros me levaram para o apartamento e lá estava meu marido, como em todos os dias de todo esse processo, não saiu um minuto do meu lado, permaneceu comigo para tudo. Ele me suportou, no sentido mais nobre da palavra. Precisei passar aquela noite no hospital em observação. Quando eu já estava mais despertada, Léo me falou sobre os detalhes que Andrey tinha passado a ele após a cirurgia e não foram tão boas como esperávamos. Ele disse a Léo as seguintes palavras: "A cirurgia foi tranquila, o linfonodo estava soltinho, ou seja, não estava aderido a nenhuma estrutura. Isso é muito bom. Quase não sangrou, isso significa que não era vascularizado, o que também é bom. Porém, o aspecto sugere que está acometido pelo câncer. Pela aparência, sinaliza ser uma metástase". E completou: "Mas vamos manter a confiança e ter calma até o resultado do laboratório para confirmar, ok?".

Quando meu marido me contou o que Andrey tinha visto durante a cirurgia, eu fiquei bastante apreensiva porque sabia que, sendo metástase, toda a perspectiva do tratamento iria mudar. Mas rapidamente pensei que, pelo menos aquilo já tinha sido retirado e não estava mais em mim.

À noite, recebi a visita do meu primo Erico e do seu pai. Naquela ocasião, eles estavam morando em BH e aquela visita inesperada me alegrou profundamente. Tinha muito tempo que eu não os via e a sensação de ter a família por perto me acalentou. Senti como um afago de Deus me mostrando que nunca estaríamos sós.

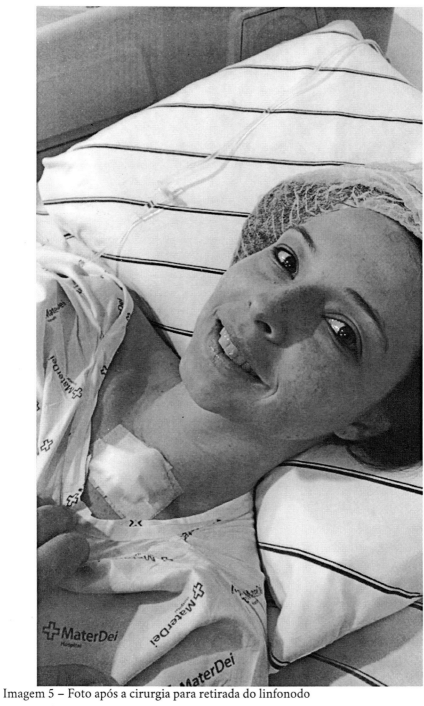

Imagem 5 – Foto após a cirurgia para retirada do linfonodo

Ao amanhecer, recebi alta, saímos do hospital e fomos passear no mercado central de Belo Horizonte. Compramos algumas coisas para levar para casa, pois meu marido queria fazer um almoço para a gente. Léo sempre faz das ocasiões chatas uma verdadeira celebração. Ele sempre atraía meu olhar para o lado leve e gostoso daqueles dias. Tentávamos aproveitar ao máximo das situações. E dessa vez não foi diferente. Conhecemos o Mercado e ele preparou um prato que nunca tinha se arriscado a fazer: magret de pato com risoto de alho porró. Léo e Bruno prepararam aquele almoço com muito amor e ali tivemos mais uma "dose homeopática" de leveza em meio ao caos. Logo mais, naquele mesmo dia, voltamos para nossa cidade.

Eu estava bastante saudosa e fragilizada, precisava muito abastecer e ser abastecida nos abraços mais fortalecedores, os dos nossos filhos. Em cada retorno para casa, sentia uma sensação maravilhosa. Estar com os meninos, abraçá-los e senti-los era a minha principal fonte de energia.

Mais uma vez era hora de aguardar, controlar a ansiedade e esperar novamente o resultado dos exames. A análise patológica daquela cirurgia só sairia após 7 dias. Essas "esperas" são agoniantes, são dias aflitivos, cinzentos, de uma expectativa enorme. Mas é necessário controlar a ansiedade e todos os pensamentos ruins que insistem em permanecer. Felizmente, isso eu conseguia fazer rapidamente. Percebi o quanto de resiliência eu tenho, uma força me faz sair do abismo dos pensamentos ruins e mudar a minha perspectiva. Bloqueio esses pensamentos, vejo o lado positivo das coisas e volto minha atenção para todas as graças de Deus em minha vida.

Em casa, fui analisar aqueles últimos dias que se passaram e, mais uma vez, me veio a sensação de ser uma peça de um jogo de xadrez conduzida por Deus no tabuleiro. Ele me colocava onde eu deveria estar, na melhor posição para vencermos aquele jogo. Aquela inesperada cirurgia foi totalmente conduzida e preparada por Deus. Fiquei pensando em como os planos d'Ele são perfeitos, do nada fui para São Paulo, do nada fui para Belo Horizonte, do nada voltei para casa com tudo resolvido em menos de dois dias. Como é bom essa sensação de ser carregada por Deus, como é viciante essa entrega a Ele! Como é bom perceber o quanto Deus nos conduz! Como é boa essa experiência! A cada dia, ficava (e fico) mais apaixonada por cada providência que Ele opera em minha vida!

Durante esses dias de repouso e espera pela primeira quimioterapia, recebi o apoio e visita de muitas amigas. Resgatei muitas pessoas que estavam

ALÉM DA CURA FÍSICA

longe devido à correria do dia a dia. Muito mais gente do que poderia imaginar. Um verdadeiro "exército" foi se formando, dia após dia, para lutar comigo.

Naquela semana, recebi a visita de Lara Athayde e Larinha Goulart, duas amigas que a vida me deu: a primeira, Lara, uma paciente que se tornou uma amiga íntima, e a outra, também amiga íntima. Elas se fizeram presentes e escolheram permanecer comigo. Contei os detalhes dos últimos acontecimentos. Conversamos, choramos, rimos e brincamos muito nessa visita.

Ver esse meu exército sendo formado pouco a pouco, foi um apoio que, além de me sustentar, me impulsionava, me fazia seguir. Apesar dos meus medos, minhas amigas e amigos me tiravam o foco da doença e me apresentavam a vida que ainda pulsava em mim. Eles me deram alegria, me arrancavam sorrisos e desabafavam seus medos também. E como é bom ter ombros para chorar e falar aquilo que muitas vezes outras pessoas podem não entender! Eles foram meu esteio, meu verdadeiro exército e válvula de escape.

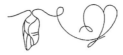

PRIMEIRA QUIMIOTERAPIA

Dia 27 de abril 2016 – Chegou o dia de iniciar a batalha, o dia de começar a bombardear o tumor e iniciar o resgate da minha saúde. Foi dada a largada para iniciar a guerra, e a primeira arma que iríamos usar contra o tumor seria a quimioterapia. Após todos os resultados dos exames definindo nome e sobrenome do tumor, *Carcinoma Ductal Invasivo grau 3 do tipo HER2 positivo e Hormônio negativo*, a Dr.ª Príscila definiu o melhor protocolo de tratamento para o meu caso. A sensação era de realmente estar numa guerra, com uma urgência em atacar o mais rápido possível aquele inimigo.

Normalmente, tem-se uma pequena noção do que uma quimioterapia faz no organismo de uma pessoa. O tratamento é muito agressivo, com muitas reações. A medicação ministrada no paciente não ataca somente as células tumorais, mas destrói também parte da defesa e imunidade do organismo. Assim, a pessoa fica fragilizada e susceptível a várias intercorrências e sequelas decorrentes do tratamento. Um sentimento de insegurança tomou conta de mim ao pensar nessas coisas. Todavia, não tinha como fugir, aquela era a alternativa mais assertiva para destruir o tumor. Não ia adiantar eu ficar pensando essas coisas. Preferi pensar que faria o que fosse necessário, bloqueei os pensamentos sobre os riscos e só pensei nos benefícios.

Para me ajudar ainda mais, recebi um conselho que foi determinante para toda a fase das quimioterapias. Quem me deu esse direcionamento foi minha avó paterna, Vovó Zu. Minutos antes de sair de casa, a caminho do hospital para fazer a primeira químio, ela me ligou e me disse: "Minha filha, creia que você não está indo fazer uma quimioterapia! Isso que você está indo fazer é uma transfusão de sangue. Você irá receber o Sangue Precioso de Jesus que te lavará e curará de todo mal!".

Vovó Zu, como a chamo, foi aquela que formou minha base espiritual. Uma mulher que superou muitas adversidades em sua vida, guerreira, incansável, determinada, pessoa de oração e muita fé. Quando eu era pequena, lembro-me das filas que se formavam diante de sua casa, de pessoas recorrendo às suas orações. Ela falava com todas que: "A intercessão era importante, mas o mais importante era a oração e conversão da própria pessoa". Foi com ela que aprendi desde criança a amar e honrar a Deus. Todas as lembranças que tenho dela me remetem a Deus e à Nossa Senhora.

Lembro-me perfeitamente dela me arrumando para coroar Nossa Senhora, por volta dos meus 4 anos de idade. Ainda tenho na memória a cena dela bordando meu vestido, arrumando meu cabelo, ensaiando comigo todas as músicas para cantar na coroação. Ainda posso ouvir sua voz cantando aquelas canções. Uma delas era: "Maria, Maria, cheia de graça e louvor, nas mãos trago flores que vão enfeitar o seu lindo altar". Também me recordo das muitas procissões que íamos a pé de uma igreja a outra, localizada em outro bairro. Saíamos de madrugada de sua casa na noite do sábado de aleluia e amanhecíamos no domingo de Páscoa. Meu primo e eu dormíamos na expectativa, era muita gente caminhando, minha avó sempre nos levava. Nesse lugar, não havia onde sentar e ela, com medo de sumirmos na multidão, nos orientava a permanecer a seu lado. Às vezes, nos sentávamos em cima dos seus pés para descansar um pouquinho. Recebíamos beliscões ao virarmos de costas para o altar enquanto assistíamos as missas. Além das procissões, também participávamos das romarias para o Santuário de Nossa Senhora Aparecida. Vovó Zu levava meus dois primos, meu irmão e eu, durante as férias de julho, por muitos anos consecutivos.

Lembro-me de tudo isso com muito amor e gratidão, pois o temor e fé em Deus que tenho hoje foram construídos, sem dúvidas, através desses momentos que ela nos proporcionou quando crianças, juntamente com minha avó materna, Vovó Guimá, que também é minha madrinha de Batismo. As duas sempre foram muito amigas e, na maioria de todos esses eventos, elas estavam juntas. A recordação que tenho delas é sempre segurando a minha mão e me apresentando o melhor caminho para seguir: o caminho de Jesus.

Depois desse telefonema, eu tomei posse daquela graça, interiorizei aquelas palavras como verdade absoluta. Uma confiança tomou conta de mim, e no caminho para o hospital, fui conversando com meu organismo. Imaginei cada vaso sanguíneo do meu corpo, visualizei todos eles percorrendo em cada órgão, pensei nas hemácias, leucócitos, plaquetas e falei assim para eles: "É o seguinte, galera, vai chegar um remedinho aí daqui a pouco, mas queria que vocês entendessem que ele não é para vocês. Ele vai chegar atacando a todos, mas não quero que sejam atingidos. Vamos fazer

ALÉM DA CURA FÍSICA

assim: vocês vão chegar bem para o cantinho da parede dos vasos sanguíneos (mesmo sabendo que isso não era possível)". E continuei: "É só vocês não deixarem esse remédio atingir vocês, pois é muito tóxico. Porém, ele é muito importante para matar um inimigo que está aí. Como vocês não o estão reconhecendo como ameaça, não estão conseguindo combatê-lo. Portanto, é necessário deixar que este medicamento o faça. Cuidem-se, protejam-se e deixem este remédio atacar somente a quem deve ser atacado. Estamos numa guerra, muitos serão feridos, mas sobreviveremos". Mesmo sabendo que isso era impossível fisiológica e cientificamente, acreditei que, pelo poder de Jesus Cristo, isso iria acontecer e aquela "transfusão de sangue" iria restaurar a minha saúde.

Ao acordar naquele dia, senti muito forte a presença de Nossa Senhora das Graças. Foi chegando ao consultório da Dr.ª Príscila para a consulta que precedia a quimioterapia que entendi aquela sensação. Era dia 27, justamente o dia de Nossa Senhora das Graças. Entrei no consultório e Dr.ª Príscila já foi me pedindo desculpas, pois ela queria ter começado o tratamento bem antes desse dia. A preocupação era grande devido ao crescimento muito rápido do tumor. Num intervalo de uma semana, entre um exame e outro, ele tinha crescido um centímetro. Ela justificou que foi devido ao resultado dos exames. Enfim, tudo parecia estar atrasado, porém a presença de Nossa Senhora provou que tudo estava acontecendo no tempo certo, no dia certo. Nem antes, nem depois, exatamente no melhor dia para mim. Falei para a Dr.ª Príscila que era o dia de Nossa Senhora e que por isso eu estava totalmente segura e confiante, pois ela havia escolhido o seu dia para iniciar o meu tratamento. A consulta foi ótima, todos os exames mostraram que eu estava apta para iniciar com segurança o primeiro ciclo de quimioterapia.

É chegada a hora

Terminou a consulta e uma enfermeira me levou para outro andar do hospital, numa ala especifica para medicações, num apartamento individual. Senti um frio na barriga ao entrar no elevador. Foi o pior que eu já senti. E novamente bateu um sentimento de insegurança e impotência por ter que me entregar a uma intervenção tão agressiva. O tratamento do câncer é como uma espada com os dois gumes cortantes. E era isso que me assustava: a incerteza da reação positiva do meu organismo em recuperar e restabelecer antes que o pior acontecesse. É uma guerra onde os soldados atingidos têm um tempo muito curto para se recuperar e continuar lutando.

Fomos para o hospital, eu, meu marido, meu pai, minha cunhada e minha amiga Lara Athayde (que fez questão de me acompanhar em todas as aplicações). Minha mãe tinha ficado na minha casa cuidando dos meus filhos. Ela sempre falou que não aguentava essas coisas. Nem mesmo quando eu era criança ela suportava me levar para tomar as vacinas. Sofria muito com essas questões médicas quando se tratava dos filhos. Ela assumiu verdadeiramente que seria desafiador me ver passar por tudo aquilo e, por isso, naquele momento, ela preferiu ficar cuidando dos meus filhos. Isso me tranquilizou muito, pois sabia que eles estavam com a pessoa que eu mais confio nessa vida para cuidar deles.

Foi nesse dia que entendi e aprendi a receber o que cada pessoa tem para oferecer. Cada um ajuda de uma forma única e particular com o que tem. Nunca uma pessoa é melhor que a outra. E, naquele momento, minha mãe não tinha condições emocionais para presenciar aquela aplicação. Foi aqui que vivenciei a reorganização da minha família. Para me dar o suporte que eu precisava, de maneira espontânea, todos foram percebendo seus possíveis papéis, cada um foi percebendo o seu dom. E o amor de Deus foi estruturando cada detalhe para que eu tivesse TUDO que eu precisava, em cada momento.

Ao entrar naquele quarto, mais uma vez pude sentir o cheiro e o colo de Deus. Chegou a hora! Vai começar!

Deitei-me na cama e a enfermeira chegou para pegar meu acesso e iniciar a medicação intravenosa.

Olhei para o lado e lá estavam aquelas pessoas que me amam, comecei a observar cada um deles, o primeiro foi meu pai, estava aflito, tenso, eu nunca tinha visto ele daquele jeito. Aquele olhar seguro, tão característico dele, não estava ali. Quando eu era criança e me machucava, eu sempre gritava a meu pai para me ajudar. Para todas as ocasiões de perigo, eu gritava a meu pai, pois já sabia das limitações da minha mãe. Ele sempre foi quem me socorria quando eu caía, passava mal ou machucava. E naquele dia, pela primeira vez, eu percebi um olhar de medo em seu semblante. Às vezes ele saía do quarto, inquieto, conversava com as enfermeiras, voltava, saía novamente. Estava bastante ansioso e agitado, e ao mesmo tempo, tentava disfarçar para eu não perceber. Mas, mesmo assim, fez questão de lá permanecer do início ao fim. Foi forte e passou por cima de seus medos, dúvidas e inseguranças para me passar todo apoio, amor e força que eu precisava. Ele se manteve assim por todas as aplicações. Ele não deixou de ir a nenhuma delas. Fazia questão de ficar lá durante todo o processo. E a sua presença foi essencial para mim. Tê-los comigo foi como estar vestida com uma armadura com a qual nada conseguiria me abalar.

    Meu marido ficou ao meu lado, seguro, firme, em nenhum momento se mostrou inseguro, segurando bem forte na minha mão, antes de começar a medicação, me chamou para fazermos uma oração. Como já disse, Léo é aquele que sempre me recorda do amor de Deus. Ele é meu pedacinho do Céu aqui na Terra. Em qualquer dificuldade que enfrentamos, ele é o primeiro a conseguir parar, respirar, acalmar e enxergar o amor de Deus em cada detalhe. É ele quem me lembra de quem somos e para quem vivemos. Um homem que me conquistou por seu caráter e sensibilidade. Ele tem todos os valores que priorizo numa pessoa. Um amigo, um filho, um marido, um PAI. Um verdadeiro pai para todos ao seu redor. Um realizador de sonhos e desejos. Aquele que adivinha o que o outro precisa, que faz pelo outro sem esperar nada em troca, que sente prazer em ajudar. Um homem de poucos sonhos próprios, pois seu sonho é realizar os sonhos daqueles que ama. Falar de Léo é falar em experimentar o Céu e o amor de Deus por mim com a nossa união.

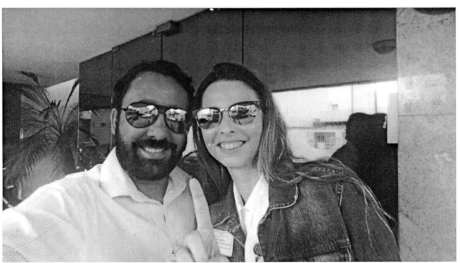

Imagem 6 – Eu e Léo na porta do Hospital Oncovida para a primeira quimioterapia

    A primeira infusão iniciou-se às 11:00 horas da manhã e só acabou às 18:00. Saí de lá exausta, meio tonta e sonolenta por conta de tanta medicação. Além do meu pai e do meu marido, permaneceram ali comigo minha cunhada Laura, que é uma irmã para mim, e minha amiga Lara Athayde, elas foram a leveza, alegria e riso solto que eu precisei para que aquele tempo passasse.

Falar de Lara é falar do amor mais nobre, detalhista, atento e constante que senti. Conheci Lara no ano de 2010 quando me procurou para tratar dela com a fisioterapia gestacional. De lá pra cá, fomos estreitando uma intimidade nunca antes experimentada. Lara é sinônimo de amor, não tem outra palavra que a defina melhor. Ela não passou um só dia sem me dar atenção. Mensagem, ligação, surpresas, presença. É isso, ela foi PRESENÇA em todos os momentos, ela sabia detalhes de tudo que estava acontecendo, se interessou por cada passo que eu dava. Trazia-me informações, pesquisava sobre cada cuidado, cada risco do tratamento e antecipava cada providência que eu iria precisar. Ela foi e sempre será minha "soldadinha sentinela", aquela que deixou tudo mais leve, que conseguiu arrancar sorrisos do meu rosto e tirava todo o peso daquela situação. Naquele dia, foram horas de gargalhadas ao lado dela e tudo aquilo se tornou mais brando. Por vezes eu esquecia o que estava acontecendo ali. Mesmo sem aguentar ficar em pé, tiramos uma foto na porta do hospital imitando animais ferozes que estavam atacando um inimigo. Graças a Deus, correu tudo bem, sem nenhuma intercorrência.

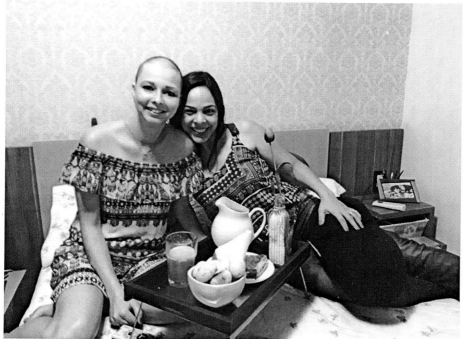

Imagem 7 – Lara Athayde cuidando de mim em um dos pós-quimio

Chegando em casa após a quimioterapia, tive uma bela surpresa. Uma imagem linda de Nossa Senhora das Graças estava em cima da minha mesa me esperando. Essa imagem é de um movimento na minha Paróquia, onde um grupo de pessoas se reúnem para rezar mil Ave-Marias todos os dias 27 de cada mês, em honra a Nossa Senhora das Graças. A coordenadora desse movimento fez questão que essa imagem ficasse comigo durante todo o meu tratamento, para confirmar que Nossa Mãe Maria Santíssima estaria ao meu lado intercedendo por mim.

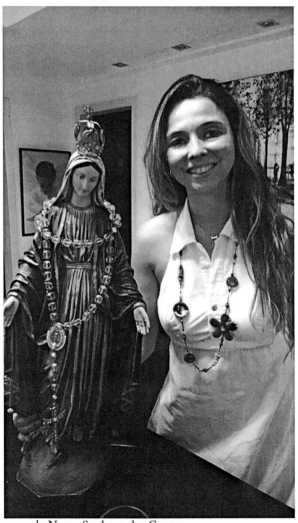

Imagem 8 - Imagem de Nossa Senhora das Graças

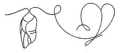

O PODER DA ORAÇÃO

Dia 28 de abril - Estava em casa deitada, me recuperando da quimioterapia, um pouco cansada e enjoada, quando meu marido chegou do trabalho para o almoço. Ele entrou desesperadamente no quarto. Perguntou como eu estava passando e foi logo me dizendo: "Vida, o resultado ficou pronto. Andrey acabou de me mandar, leia você mesma". Entregou-me o celular com a foto do resultado que dizia: "Linfonodo mediastinal negativo para metástase". Choramos muito e nos abraçamos, ali lembramos da oração que Dr.ª Príscila havia nos dado na primeira consulta e que mencionei anteriormente (pagina 52). Na primeira parte da oração, diz assim: "Credes no que tenhas pedido e vos será dado" e na segunda parte diz: "apesar de todas as aparências, cremos que neste momento Camila está sendo totalmente curada". Esta oração usou exatamente as mesmas palavras que havíamos escutado de Andrey (nosso amigo/médico) logo após a retirada do linfonodo. Ele repetiu as mesmas palavras da prece, quando nos disse que "a aparência do linfonodo era de malignidade". Comemoramos naquele momento o amor de Deus e seu cuidado, percebendo o quanto a oração tem poder e o quanto temos que confiar n'Ele os nossos pedidos. Deus existe nos detalhes, nas minúcias, em tudo que nos rodeia. Aquele resultado trouxe um alívio imenso, resgatou nossa esperança em um tratamento curativo, devolveu para nós a alegria em poder lutar e seguir em busca da minha cura.

Percebi e pude sentir também, através das orações dos meus pais, o poder que há nos pedidos deles a Deus, em benefício dos filhos. Eu, como mãe, já tinha experimentado esse milagre há alguns anos atrás quando precisamos clamar a Ele pela saúde do nosso primeiro filho. Mas experimentar esse amor como filha foi uma sensação restauradora.

Todos os dias meus pais se uniam e rezavam o terço comigo. Eu me deitava no colo deles, no sofá da minha casa. Enquanto eles clamavam a Deus por minha cura, com as mãos impostas em mim, eu sentia aquele amor e bênçãos vindas do céu. Sentia naquele momento a força e poder da oração. E como o amor dos nossos pais tem poder sobre nós e o quanto nos fortalece. A graça de tê-los comigo foi mais um cuidado de Deus. A bênção de poder descansar no colo deles fez parte de muitos resgates por trás do diagnóstico e tratamento. Sobretudo, o resgate de SER filha, apenas a filha que tanto precisa deles.

Durante o meu tratamento, minha mãe se mudou para minha casa. Ela foi para lá para me ajudar com os meninos, pois Mateus era ainda um bebê, e Pedro, muito pequeno. Léo tinha que trabalhar e eu precisava de muitos cuidados. Ela parou sua vida para se dedicar a mim. E meu pai fazia questão de ir todos os dias para lá, para rezarmos juntos.

Uma verdadeira onda de amor ia tomando conta da minha alma. Todos os dias recebia mensagens ou notícias de alguma pessoa dizendo que estava rezando por mim. Os amigos da igreja, os amigos de profissão, os amigos dos amigos, parentes dos parentes, tenho certeza que foi toda aquela energia sobrenatural que me sustentou.

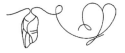

QUEDA DOS CABELOS

Dia 13 de maio - Nesse dia, me lembro que estava tomando banho e, ao lavar meus cabelos, uma mecha bem grossa se soltou em minha mão. Gritei à minha mãe, que estava na cozinha com meus filhos. Ela veio correndo até o banheiro, e assustada, me perguntou: "O cabelo está caindo?". Eu mostrei a ela as mechas se desprendendo do meu couro cabeludo. Imediatamente ela ligou para meu cabeleireiro. Ele estava no seu dia de folga em sua casa, mas prontamente falou para a gente ir lá que ele iria avaliar se já ia "precisar" passar a máquina. Digo precisar porque eu já tinha falado com ele que não queria ficar estendendo aquele processo. Ficar sentindo o cabelo cair de pouquinho em pouquinho me deixaria mais triste. Escrevi no WhatsApp para minhas amigas, as "meninas ricas", o que estava acontecendo e logo elas falaram que iriam me acompanhar. Já tínhamos conversado previamente e elas me falaram que gostariam de estar ao meu lado em todos os momentos, principalmente nesse. Todos que conviviam comigo sabiam o quanto eu gostava dos meus cabelos, elas sabiam que seria dolorido para mim e por isso quiseram estar perto.

Eu nunca tive cabelo curto, sempre "tive birra" de cortar meu cabelo e esse meu cabeleireiro sabia disso. Há 15 anos, era ele quem cuidava de mim, desde antes do meu casamento ele já estava presente em minha vida. Foi ele quem me arrumou para o meu casamento, ele quem fez o primeiro corte do cabelo de Pedro, se tornando meu amigo íntimo. Kaká nunca conseguia cortar meus cabelos, todas as vezes eu fazia um escândalo, só conseguia trabalhar quando dizia que cortaria apenas "as pontinhas". Ele me conhecia e por isso tinha que ser ele. Chegamos em seu apartamento e, carinhosamente, ele tinha preparado tudo para nos receber. Na sala tinha um lanche especial: cafezinho, frutas e suco. Em um quarto mais reservado, ele colocou uma cadeira, que foi batizada como a "cadeira do chororô". Minha mãe e algumas das minhas amigas ficaram na sala enquanto ele e eu seguimos para esse local. Sentei-me e já comecei a chorar. Ele me abraçou, e mesmo tentando se conter, chorou comigo. Passando a mão no meu cabelo, disse repetidamente: "Calma meu bem, vamos ver se já está todo solto mesmo".

Começou a puxar os fios analisando se ainda estavam presos ao couro cabeludo. Puxou várias mechas e me disse: "Dá pra esperar um pouco mais, os fios ainda estão presos, vamos cortar um pouco mais curto para que o peso não acabe tracionando os fios, ok?!". Ele respirou fundo, pegou a tesoura, olhou para mim e esperando minha costumeira reclamação, me deu um sorriso singelo. Eu disse a ele chorando: "Dessa vez não posso brigar com você por causa do tamanho que irá deixá-lo, né? Você pode cortar do cumprimento que achar necessário". Ele, em silêncio, me olhou com todo seu amor, me abraçou e com os olhos embargados, começou a cortar. Em cada movimento da tesoura, eram lágrimas rolando, eu soluçava de tanto chorar. Minha mãe estava lá fora com Mateus nos braços e não quis presenciar aquela cena. Minhas amigas se alternavam para ficar comigo e com minha mãe. Foi uma dor inexplicável. Eu me olhei no espelho quando acabou e, pela primeira vez, não me reconheci naquela imagem. Achei horrível. Aquela não era a Camila. Todas elas acharam o corte lindo, minha mãe me recebeu com um sorrisão no rosto aliviada em não ter raspado ainda. Porém, eu não estava feliz, foi um momento muito dolorido para mim.

Abraçamo-nos, choramos e, com muita insistência das minhas amigas, tiramos algumas fotos, mesmo com a cara de choro e me achando muito feia. Elas falavam o tempo todo que eu estava linda, mas não consegui me sentir bem naqueles primeiros minutos. Hoje olho para aquelas imagens e me pergunto: "Por que tamanho sofrimento?", realmente o corte tinha ficado lindo!

Agora escrevendo tudo isso, paro e entendo o quanto nosso estado emocional influencia o nosso olhar e percepção das coisas. Naquele momento, eu estava totalmente sensibilizada, era uma fase de muitos conflitos. Via-me com muitas questões a serem resolvidas. O fato de olhar no espelho e ainda não me reconhecer era o que provocava o sentimento de não aceitar aquela nova imagem. Contudo, consegui ressignificar todos esses sentimentos. Sinto uma alegria enorme de poder escrever tudo isso. E isso é infinitamente MAIOR do que tudo que passou.

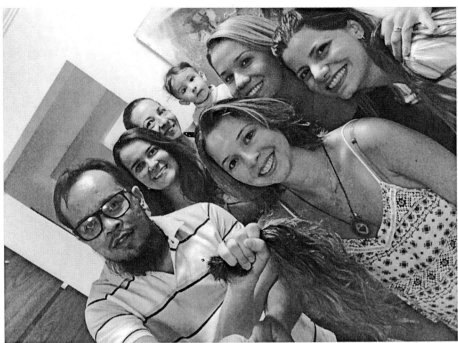

Imagem 9 – Momento do corte do cabelo com Kaka (meu cabeleireiro), minha mãe com Mateus no colo, Bruna, Lívia e Mallirra (representando parte das meninas ricas)

Voltei para casa e estava ansiosa para saber qual seria a reação do meu marido. Ele chegou do trabalho, entrou pela porta e deu de cara comigo sentada no sofá. Um frio na barriga e um receio da reação dele tomou conta de mim, pois eu não tinha falado nada com ele sobre o corte de cabelo. Ao entrar, ele se assustou e aquela cara de surpresa logo deu espaço a um sorriso maravilhoso que eu nunca tinha visto antes, parecido com o sorriso que ele me recebeu em nosso casamento ao me ver entrar pela igreja há 7 anos. Me disse: "Minha Vida, você está linda!", correu em minha direção e me abraçou bem forte, segurou meu rosto bem firme, e olhando nos meus olhos encharcados em lágrimas, me disse: "Meu amor, EU AMO É VOCÊ!".

Entendi ali o verdadeiro sentido do amor a dois. Revivi todas as nossas promessas diante do Senhor. Pude perceber o quanto tínhamos construído a nossa relação em bases sólidas, consistentes, que não iríamos nos abalar naquela tempestade. Percebi que havia conquistado o meu marido pelo que eu era, não pela forma como eu me apresentava. Entendi que ele amava a minha essência, os meus valores, as minhas atitudes. E não apenas os meus cabelos ou a minha aparência. Isso me fez sentir segura para lidar com aquela nova aparência que estava surgindo e eu haveria de me adaptar.

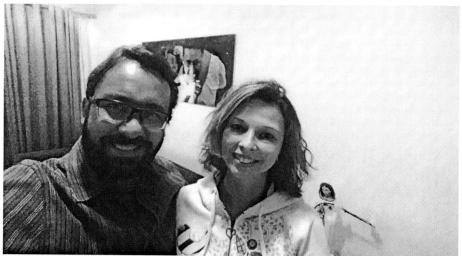

Imagem 10 – Momento que Léo me viu pela primeira vez depois do corte do cabelo

Permanecendo na presença

Passaram-se três dias daquele corte e o cabelo começou a cair assustadoramente. Exatamente naquele final de semana tínhamos sido convidados pela equipe dirigente do ECC (Encontro de Casais com Cristo) para coordenarmos um dos grupinhos de casais no encontro que se realizaria naquele final de semana. Assumimos ali um subgrupo do qual seríamos os coordenadores e conduziríamos seus encontros mensais. No momento em que recebemos esse convite, eu já tinha tido o diagnóstico do câncer e, mesmo em meio a tantos "será que vamos dar conta?", decidimos abraçar aquela graça de Deus em nossas vidas. Percebemos que aquela turma seria muito importante para nós. Não consigo imaginar passar por tudo que passamos sem aquelas pessoas. Foi neles em quem nos apoiamos para estarmos mais próximos de Deus. Esse nosso grupinho é chamado de "Bodas em Cristo", pois acreditamos que nossos matrimônios foram firmados Nele e por isso nos fortalecemos uns nos outros. Hoje somos muito mais que amigos, somos família, uma verdadeira família Cristã.

E foi naquele final de semana, durante o encontro, que todo aquele cabelinho começou a cair cada vez mais. Foi ficando muito oleoso e embaraçado. Senti muita dor no couro cabeludo. Para amenizar o impacto da quantidade de cabelo que caía e também para que os meninos fossem se acostumando com aquela "nova imagem", comecei a usar os lenços, até que chegasse segunda-feira. Entretanto, ao adotar essa estratégia, o cabelo foi colando na cabeça e quando eu tentava pentear, caia muito. Mechas e mais mechas, verdadeiros "bolos" de cabelo, assustador. No sábado, eu já não consegui mais ficar sem usar o lenço, a sensação foi como se todo o cabelo tivesse descolado da cabeça, além do desconforto no couro cabeludo como se ele estivesse todo queimado, sensação de queimação e muita sensibilidade. Isso me fez tomar a decisão de abreviar aquele processo da queda gradual e decidi passar a máquina, zerando assim aquele sofrimento.

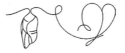

NOVA IMAGEM

Na segunda-feira, posteriormente a este final de semana, liguei para Kaká (meu cabeleireiro) novamente e fui para o seu salão. Dessa vez, fomos só eu e meu marido, ele fez questão de ir comigo. Cheguei no salão decidida a acabar logo com aquela aflição e "gastura" de tanto cabelo caindo em mim. Sentei-me na cadeira e falei com Kaká: "Passa a máquina, amigo". Ele respondeu: "Calma, vamos analisar se já está solto". Eu retruquei: "Kaká, pode passar a máquina, o cabelo já soltou todo. O que está segurando ele é esse lenço que estou usando". Além de raspar o cabelo naquele momento, já tinha decidido também que não iria usar perucas ou próteses capilares de nenhum modelo. Minhas amigas e meu irmão queriam me dar esse presente, mas eu recusei. Eu estava sentindo a necessidade de passar por aquilo, não para sofrer, mas para me curar. Queria me libertar da "paixão" pelos meus cabelos e esvaziar-me de mim mesma para enxergar os ensinamentos que Deus tinha para mim. Acredito que a cura só nos acontece quando VERDADEIRAMENTE estamos dispostos a nos desprender de todas as nossas amarras. E eu precisava daquela cura, eu precisava me enxergar além dos cabelos, por isso me permiti sentir tudo que aquele processo iria causar em mim.

Ao retirar o lenço da minha cabeça e analisar o cabelo, meu cabeleireiro viu que eu tinha razão e já saiu para pegar a máquina. Naquele instante, meu marido me abraçou por trás da cadeira e disse: "Você é linda de qualquer jeito". Kaká voltou e ligou a máquina, aquele barulhinho começou a soar no meu ouvido. Então fechei os olhos e abaixei minha cabeça para não ficar olhando para o espelho. O vai-e-vem e o ruído da máquina na minha cabeça invadiam minha alma. Um arrepio vinha de tempos em tempos. Comecei a rezar profundamente, clamando e pedindo o abraço de Jesus e de Nossa Senhora.

Quando acabou, levantei a cabeça, me olhei no espelho e, para minha surpresa, dessa vez não chorei, não sofri, não senti aquele sentimento ruim do dia em que cortei o cabelo. Ali, naquele momento, com aquela imagem, eu me reconheci. Eu olhei no fundo dos meus olhos e senti como se estivesse renascendo. Lembrei-me que minha mãe falava que nasci carequinha, sem nenhum fio de cabelo. Meus olhos se encheram de lágrimas, mas dessa vez foi de emoção e muita gratidão a Deus pelos abraços que tinha recebido. Jesus e Nossa Senhora se fizeram presentes, eles me abraçaram e me mostraram que começava ali uma nova vida.

Meu marido me olhava deslumbrado, e emocionado, me disse: "Vida, seus olhos estão brilhando, eles pularam para fora, seu olhar é lindo, você é linda, como eu te amo!". Essas palavras acalentaram ainda mais o meu coração.

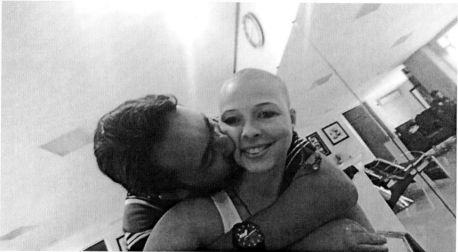

Imagem 11 – Momento que fiquei careca: meu marido e eu ainda no salão de beleza

Comecei a enxergar a minha essência. Me reconheci. Foi a nudez do meu corpo que fez transcender a força da minha alma. A partir daquele momento entendi por onde deveria "re-começar". Foi ali que eu percebi que nascia uma nova Camila.

Não vou dizer que é fácil lidar com o câncer. Não seria hipócrita a ponto de afirmar que não dói física e emocionalmente perder os lindos cabelos e todo o charme e "poder" depositados neles. Eu também tive medo de como iriam me olhar, pensei na aceitação e preconceito das pessoas. Eu achava que meu cabelo definia quem eu sou, mas foi perdendo-o e me deixando renascer com todo o tratamento, é que pude perceber a minha real essência. Pude perceber que é o que está em meu coração que externa ao meu físico. Tive que me aceitar em primeiro lugar e só assim percebi que o jeito que eu me olho é o mesmo que os outros me veem. Olhar é visão, ver é sentir. Por isso me olho com amor para que os outros me vejam com o mesmo sentimento.

Nossa força não está nos cabelos, isso é coisa de Sansão, não de nós mulheres. Nossa força vem do dom de sermos mulheres. Ela vem da nossa coragem de enfrentar qualquer situação pelos simples fato de nos amarmos, acima de qualquer superficialidade que nos expõe. Mesmo nas situações de desamparo, nenhum sentimento de solidão persiste se nos amarmos em primeiro lugar e somente, e exclusivamente, abaixo de Deus. Temos que sentir que essa nossa força e essência não está nos cabelos e nem em ninguém, está em nossos corações, em nossa alma. Nossa vida vale MUITO MAIS do que cabelo. Nossa vida é para ser vivida e vencida com coragem, gratidão e alegria DIARIAMENTE. Vamos transformar nossas dores em flores, adoçando com seu néctar o nosso espírito! É essa a missão de ser mulher! Lute por você! Lute por sua vida! Com diagnóstico ou não. Careca ou cabeluda, com mamas ou sem elas, que tenhamos sempre em mente a força que há em ser MULHER.

Cheguei em casa e todos me ligavam para saber se eu tinha mesmo passado a máquina. Mais tarde eu descobri por que eles queriam tanto saber. Chegaram na minha casa: meu pai, meu avô materno e minha tia Chris, também com os cabelos raspados. Todos carecas comigo. Foi uma surpresa tão linda vê-los ali comigo! A cada gesto, eu me sentia mais amada, mais acolhida e constatava que eu não estava sozinha. Ainda tirando fotos com todos eles, recebi uma ligação por vídeo da minha tia Erika, que estava morando em Taipu de Fora/BA. Primeiro, ela colocou a câmera virada para o mar e me disse: "Olha Cacá, daqui a uns dias vamos vir juntas aqui agradecer e comemorar sua cura", e quando virou a câmera para o seu rosto, mais uma surpresa: ela também tinha passado a máquina no cabelo e meu exército crescia a cada dia.

A certeza de ter uma rede de apoio sólida, uma família zelosa, totalmente disponível, era o que me impulsionava. Cada atitude de amor e solidariedade deles era como uma injeção de ânimo, de esperança!

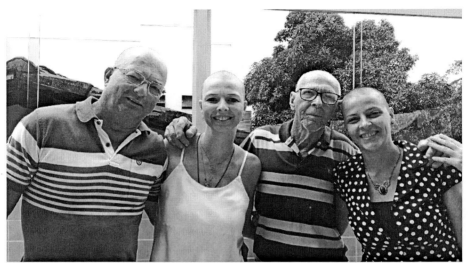

Imagem 12 – Momento que meus familiares chegaram na minha casa carecas - meu pai, meu avô materno (*in memorian*) e minha tia Christianne

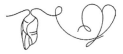

O MEDO

Após essa 1ª quimioterapia, fiz várias reflexões. Decidi me dar um tempo para interiorizar tudo aquilo que estava acontecendo comigo. Resolvi parar de trabalhar e me dedicar ao tratamento, mas, sobretudo, à minha cura interior. A primeira reflexão que fiz foi sobre o medo. Fiquei pensando como ele nos paralisa, e concluí que ele é um dos fatores pelos quais existem tantas mortes por câncer.

Sabemos que o Brasil possui um dos maiores índices de mortalidade por câncer de mama do mundo. A falta de acesso à saúde, aos exames e ao diagnóstico inicial são os fatores mais importantes para estarmos em posição de destaque no ranking mundial. Porém, um dos pontos que ainda é pouco discutido é o medo. Muitas mulheres sofrem e constantemente escondem um possível diagnóstico por conta do medo. É ele que as faz esconder que perceberam o nódulo inicial, ou notaram algo diferente na mama. São esses medos que quero colocar em questão. Medo do diagnóstico, do tratamento, do abandono. Mas o pior de todos os medos é o do olhar das pessoas.

O que mais me amedrontou no início foi como as pessoas iriam olhar para mim. Aquele olhar que já mencionei antes, o de piedade. Este é, sem dúvida, um dos piores sentimentos que alguém pode nutrir em relação ao doente. Isso destrói e acaba com qualquer esperança que a pessoa pode ter e decreta a sua morte. Isso me deixou muito angustiada. É o primeiro temor que temos ao falar sobre o diagnóstico para os outros. Não digo para a família e amigos, pois, quanto a eles, o que eu temia era o sofrimento que iria "proporcionar". Refiro-me às demais pessoas do nosso convívio: os amigos dos nossos amigos, o dono do açougue, o pessoal da igreja e do trabalho, as pessoas que nos veem na rua careca ou com o lenço na cabeça. Acredito que o sentimento de pena que os outros têm sobre nós, pode sim ser um dos fatores que fazem algumas mulheres ainda esconderem o diagnóstico e não procurarem ajuda. Será que nós, agora falando como sociedade, estamos sabendo lidar com esse tipo de notícia, estamos sabendo acolher e apoiar verdadeiramente e por completo essas pessoas que estão passando pelo câncer?

É o medo que nos limita. O medo nos trava, nos impede de seguir, nos distancia da vitória. É o medo que nos derrota. Vencê-lo é o principal desafio da nossa vida. Olhar para as circunstâncias e para os meus problemas, sejam eles quais forem, e enxergar a minha responsabilidade diante daquilo é o primeiro exercício que faço para achar as respostas e o caminho para superá-los. Somos responsáveis por tudo que nos acontece, de uma forma ou de outra. A primeira atitude para reconhecer nossa responsabilidade é sair de cena, nos distanciar e olhar para aquela situação como se não fosse a nossa vida, como se não fosse com a gente. Olhar por outro ângulo, analisando tudo o que está por trás e em volta daquela situação, se colocando no lugar dos outros envolvidos. Foi com o câncer que pude ter esse olhar crítico em relação a mim mesma. Em lugar de me vitimizar, eu me responsabilizei, não por ter tido o câncer, mas por como iria reagir a ele. Acredito que não é sobre não ter problemas. Todos nós os temos, mas é sobre como iremos nos comportar diante eles.

E assim decidi "correr atrás do prejuízo". Percebi que eu precisava ter mais cuidado comigo mesma. Permiti-me comer mais saudável, cuidar mais da minha saúde física. Também me autorizei a sentir dor, expor minhas angústias, impor limites. Deixei-me dizer "não" quando necessário, sendo fiel a mim mesma, e "sim" para tudo aquilo que me faz feliz. Dei-me permissão para ser imperfeita. Permiti-me ser cuidada! Decidi vencer o medo, os julgamentos e ser verdadeiramente EU!

Escutei muitas histórias de mulheres que, quando percebem algo diferente em seu corpo, como um nódulo, uma dor, um mal-estar, acabam ignorando esses sinais e não procuram ajuda médica por medo de ser uma doença séria, como o câncer. Muitas vezes, até por medo da sentença de morte após confirmar o diagnóstico. Infelizmente, muitos ainda acham, por falta de informação, que o câncer não tem cura. Assim, essas mulheres desistem antes mesmo de começar a lutar, pois pensam que o câncer é uma doença sem esperanças, uma ida sem volta, mas isso não é verdade! Temos que desmistificar o câncer, temos que nos encorajar para atravessar esse deserto. O câncer tem cura, sim! Pois a cura está no enfrentamento. E não é apenas a cura física. A cura que o câncer nos proporciona é muito além da matéria. Mas é preciso ter coragem, pois um dos fatores mais importantes e que determinam essa cura é a ação. Acredito que a alegria seja uma grande aliada para todos os desafios que o tratamento nos exige. Como também a crença de que tudo que acontece é para alcançar a cura, que dias melhores irão raiar, que tudo passa e que o hoje é a nossa grande oportunidade de mudança. Mudança da nossa maneira de lidar com as dificuldades, de pensar, de ver o outro, de nos cuidar, para assim cuidar daqueles que amamos. Mudança que dá outro sentido à vida. O que posso melhorar em mim hoje? Esse foi um dos ensinamentos que tive: temos apenas o hoje. Tudo que agora eu tenho ao meu alcance, irei fazer para mim mesma, para a minha paz interior.

Não vou negar que enfrentar um câncer, ou qualquer outra doença grave, é muito difícil. Por muitas vezes o sentimento de desistir bate na porta dos nossos corações. A autoestima fica abalada. O humor não fica dos melhores. A dor física faz doer a alma. Não é fácil. Mas não podemos deixar que isso seja maior que nossa esperança. Nosso objetivo, nossa razão, qual é o nosso motivo? Quando temos um propósito, suportamos qualquer situação. Foi em meu "porque" que eu me agarrei!

Se o medo insiste em permanecer, talvez seja porque estamos depositando nossa confiança no humano que há em cada ser. Confiamos muito no médico/cirurgião (humano), no medicamento/quimioterapia (um humano que desenvolveu), na radioterapia (um humano que descobriu), assim ele só aumenta, porque percebemos que pode não dar certo, pois o humano é falho mesmo, gera muito medo. E se experimentássemos o Divino que há em cada um desses humanos? Com certeza experimentaríamos a força soberana do ser onipotente que rege cada um de nós, sem dúvidas, assim, qualquer medo vai embora.

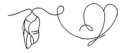

SEGUNDA QUIMIOTERAPIA – O AMOR CURA

Dia 18 de maio de 2016 - No intervalo entre a primeira e a segunda quimioterapia decidi aproveitar para conhecer meu corpo, observar todas as reações, as necessidades que ele tinha a cada dia. Resolvi voltar o olhar para mim mesma. Lembrei da frase que a Dr.ª Príscila me falou na consulta, minutos antes da quimioterapia: "Camila, querida, volte o olhar para dentro de si". Assim eu tentei fazer, não só no sentido físico, mas no sentimental também. Tentei acolher meus sentimentos, ressignificá-los. Enfim, decidi dedicar aqueles dias a mim.

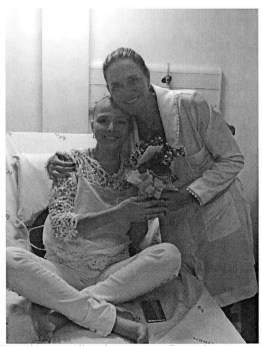

Imagem 13 – Dr.ª Priscila me acolhendo com uma florzinha

A segunda infusão de quimioterapia foi para mim um marco em todo tratamento. A partir dela, foram acontecendo muitas curas que considero fundamentais e determinantes para toda minha vida. A começar pela consulta antes de recebê-la. Dr.ª Príscila me avaliou e me deu a notícia que o tumor tinha regredido 50% do seu tamanho, apenas com uma "químio"! E isso era fantástico, pois mostrava o quanto o tratamento estava sendo efetivo. Aquele resultado foi surpreendente e animador, subi para o apartamento para receber a medicação e percebi ali que a vida é uma festa. O quarto do hospital estava todo decorado, descaracterizado de um apartamento hospitalar. Havia no quarto balões, comidinhas saudáveis, cartõezinhos, fotos, tudo preparado "pelos meus" com muito amor. E não foi só nessa "químio"! Em cada sessão de quimioterapia teve uma temática diferente de acordo com o momento e necessidades que eu estava vivendo. Quando meu cabelo caiu, Lara mobilizou toda sua família para obter lenços, além de comprar mais alguns. Arrumou todos em uma linda caixa e levou para mim. Quando minhas sobrancelhas caíram, ela providenciou uma caixa com produtos de maquiagem, moldes para desenhar sobrancelhas, lápis e sombras próprios. Considerando o tempo ocioso e as limitações que os primeiros dias pós-"químio" me impunham, ela preparou uma caixa com várias revistas e livros para eu ler. Todas as vezes ela chegava antes de mim no hospital e me preparava essas surpresas no quarto onde seria realizada a aplicação, tornando tudo mais leve e descontraído.

Recebi nessa quimioterapia a infusão do amor de várias pessoas importantes na minha vida. Minhas primas, Flavia e Talita, vieram de Brasilia-DF para passar aqueles dias comigo. Recebi também a "rosa da presença", uma flor que minha amiga Izabela (que naquele momento estava morando em outra cidade) pediu para uma das enfermeiras me entregar, representando a sua presença física, e junto com ela, representando o grupo das "Meninas Ricas", permaneceu comigo minha amiga Bruna, que além de ser uma delas, é a minha amiga mais antiga, aquela que conheci aos onze anos de idade e nunca mais soltamos as mãos uma da outra. Essa sessão foi realmente recheada de muito amor.

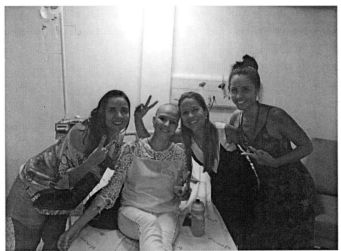
Imagem 14 – Minhas primas Flavia e Talita e minha amiga Bruna

Tudo isso era amor, o mais puro amor, e foi esse o principal remédio que recebi! Ter o apoio de verdadeiros amigos e de toda minha família foi determinante durante todo o enfrentamento. Via em cada um deles o quanto acreditavam em mim, o quanto eu sou importante na vida deles e o quanto sou abençoada por tê-los em minha vida. Eu não podia decepcioná-los. Eu não me permitia desanimar. E assim, essa força só aumentava. Nos dias de cansaço extremo, conseguia parar, me permitir sentir, descansar, mas era olhando para eles que eu conseguia reagir e sair daquela situação.

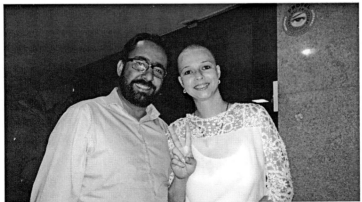
Imagem 15 – Léo e eu após a segunda quimioterapia

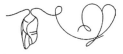

CURAS

Essa quimioterapia foi a que mais me debilitou, mas também foi a que mais me curou. Nos dias posteriores, vivi várias experiências de curas físicas, emocionais e espirituais. Passei muito mal nos dias posteriores a ela e foi nesses dias que eu mais percebi e senti a presença de Deus comigo. Lembro que no terceiro dia após a aplicação, fiquei muito fraca, muitas dores em todo corpo, fôlego curto, enjoada e muito constipada. Certo momento do dia, levantei-me da cama e fui ao banheiro com uma cólica muito forte. Sentei-me no vaso sanitário tentando evacuar e, naquele mesmo momento, tive um enjoo e comecei a vomitar ainda sentada no vaso. Percebi que estava perdendo os sentidos, minha visão foi ficando embaçada, logo não enxerguei mais nada e desmaiei, caindo no chão. Estávamos só eu e minha mãe em casa. Era um domingo e meu marido tinha ido almoçar na casa da minha sogra com os meninos para eu descansar.

Nesse dia, eu percebi a força da minha mãe, pois ela que dizia ser "fraca" para cuidar de doentes, se mostrou com uma força de leoa protegendo e cuidando da sua cria. Ela escutou o barulho forte no banheiro, pois na queda esbarrei no box. Com o barulho, ela rapidamente correu para o banheiro para me ajudar. Conseguiu me pegar sozinha no colo, me limpou e me deitou na cama. Só depois de ter feito tudo isso ela pegou o telefone e ligou para meu marido pedindo ajuda e contando o que tinha acontecido.

Parece normal a atitude que ela teve, mas para ela não é. Todas as vezes que me machuquei na minha infância, ela se desesperava, gritava e sempre pedia socorro a alguém antes de olhar direito o que realmente tinha acontecido comigo. Quando fui ter meus filhos, ela não conseguia me acompanhar e auxiliar no hospital. Ela sempre deixava muito claro para não contar com a ajuda dela, pois não tinha estrutura emocional para socorrer ninguém doente.

Mas dessa vez foi diferente. Ela me mostrou a força de uma mãe. Naquele momento eu percebi que é nos nossos limites que Deus se faz presença. Foi naquela cena em que se viu sem saída que minha mãe precisou reagir. Conheci ali a força que há nela. Aquele momento foi determinante para minha segurança, confiança e entrega a ela, e crucial para a minha cura como filha. Percebi que posso sim contar com minha MÃE em qualquer situação, até mesmo para aquilo que ela julga não ser capaz. Ali recebia a cura de não mais enxergá-la em sua fragilidade, mas sim na fortaleza que ela esconde ter.

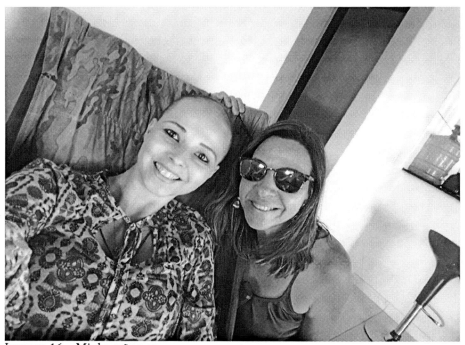

Imagem 16 – Minha mãe e eu

Assim que minha mãe ligou para o meu marido, ele retornou imediatamente para casa, e lá chegando, ficou assustado ao me ver naquele estado. Ligou rapidamente para a Dr.ª Príscila para saber dela quais providências deveríamos tomar. Como era domingo, ela estava em casa, arrumando um almoço para receber seus pais. Mas quando Léo relatou o quadro, ela se ofereceu para ir em nosso apartamento para me avaliar. Imagine uma médica parar sua vida em prol de um paciente num domingo! Sim, essa médica existe! Ela deixou seus preparativos e foi imediatamente para minha casa. Chegou com roupa de ginástica. Lembro-me exatamente da cena dela entrando em meu quarto para me examinar, com urgência em me prestar atendimento e me oferecer seus cuidados. Naquele momento, me bateu um grande constrangimento por tirá-la do seu momento de descanso. Mas ela chegou com seu sorriso iluminado, serena, com aquela luz divina e amor celestial que só ela tem. Examinou-me, me tranquilizou e medicou. Ao se despedir de mim e me abençoar, comecei a lhe pedir desculpas por tê-la tirado da sua família. Naquele momento, ela me respondeu num tom de muito amor: "Minha querida, eu não vim somente porque Léo me ligou, eu vim, sobretudo, porque eu quis vir!". Aquelas palavras me surpreenderam e ao mesmo tempo me constrangeram.

Passaram-se alguns dias e na próxima consulta que eu tive foi que eu pude entender aquela cena. Ao começar nossa conversa, ela disse: "Querida Camila, eu preciso te falar algo que aconteceu e me incomodou um pouco. Quando fui em sua casa, você me pediu desculpas por eu estar lá. Como te disse, eu não fui apenas porque Léo tinha me ligado, eu fui porque eu quis ir. E ao você me pedir desculpas, a sensação que tive foi de não estar aceitando o meu amor oferecido naquela visita através do meu cuidado". Ao ouvir tudo aquilo, eu já não tinha mais condições de olhar no rosto dela, eu só sabia chorar. Me fez entender o que ela mesma me dizia: "O amor é uma via de mão dupla".

Fui curada ali da prepotência de não saber pedir ajuda. Aquele foi, sem sombra de dúvidas, um desses dias que chamamos de "divisor de águas". Eu percebi a minha dificuldade em receber. Sempre fui de fazer muito pelo outro e tinha muita dificuldade em pedir ajuda. Pensava que ia dar trabalho, que ao pedir algo para alguém eu estaria abusando do outro. Enfim, não sabia pedir nem receber ajuda. Eu preferia ajudar. Era muito mais confortável fazer algo por alguém do que ver os outros fazendo por mim. Nesse dia entendi que quando não sabemos receber, acabamos machucando o outro que deseja nos ofertar alguma coisa. Parece passar um pouco pela questão de merecimento, de acharmos que não merecemos determinado carinho e cuidado. Mas na verdade, é uma certa arrogância de julgarmos que não "precisamos" da ajuda de ninguém. É assim que o outro vê a "recusa" de ajuda.

Naquela cena em meu quarto, desagradei a Dr.ª Priscila ao pedir-lhe desculpas por ter ido à minha casa me avaliar. No seu entendimento, o meu gesto demonstrou bloqueio do seu amor. Ao sair da minha casa, eu percebi no olhar da doutora um desapontamento, como se eu não quisesse que ela estivesse ali. E a última coisa que eu queria no mundo, ainda mais a ela, seria lhe causar esse sentimento. Eu estava extremamente grata por tê-la ali, estava honrada por aquele presente de sua presença. Contudo, como o outro não sabe a nossa intenção, devemos ter cuidado com as palavras. O meu intuito foi de gratidão, mas aquele pedido de desculpas soou como rejeição.

Imaginem uma situação em que uma determinada pessoa lhe oferece um presente e você recusa. Como essa pessoa irá se sentir? Pode ser que você pense várias coisas ao não aceitar aquilo, como por exemplo: "Mas isso é muito caro!", "Ela gastou seu tempo para ir comprar um presente pra mim?", "Deixou de comprar algo para si para me agradar!". Enfim, eu pensava sempre que estava incomodando, que não merecia. Hoje entendo que isso é não reconhecer o quão merecedores do amor de Deus nós somos. Ser agraciado com a generosidade de alguém é o amor de Deus sendo derramado em nós. Quando não aceitamos de coração aberto o que nos é oferecido, barramos a graça, e ainda ofendemos aquele que quer nos agradar de alguma forma. No fundo, esse desconforto ao receber algo do outro é prepotência, pois acabamos nos colocando numa posição superior a ele.

Dei o exemplo de um presente material, mas isso vale para um simples elogio que recebemos. Por exemplo: quando escutava de alguém que meu cabelo estava lindo, eu respondia: "Vixe, mas ele tá tão sujo", ou se alguém falasse: "Você está com um corpo ótimo", eu respondia: "Tô nada, engordei muito". A reflexão que fiz para minha vida foi num sentido muito abrangente. Depois da nossa conversa sobre o ocorrido, entendi que devo receber do outro com a mesma alegria com que eu ofereço algo, com sentimento de merecimento e gratidão. Trata-se apenas de deixar fluir aquele amor!

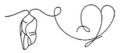

"PEQUENOS" MILAGRES

No dia seguinte, numa segunda-feira, ainda muito fraca, sem conseguir comer, eu estava deitada na minha cama e percebi que se eu não comesse alguma coisa eu iria entrar novamente em um ciclo de mal-estar. Lembro que estava prostrada sem forças para levantar, já era tardezinha e meu marido estava no trabalho. Esse foi um dia que vivenciei a experiência de chegar ao meu limite para Deus entrar com Seu milagre. Minha mãe já tinha me oferecido vários tipos de alimentos, mas eu recusei todos. O estômago não estava aceitando nada, no máximo conseguia tomar água com limão, mas isso não me sustentava. Comecei a perceber que a fraqueza tomava conta de mim. Entrei novamente no ciclo de enjoo que gera inapetência, o estômago vazio, por sua vez, gera mais enjoo, seguido de mais inapetência e, consequentemente, uma fraqueza generalizada. Liguei para meu marido e pedi a ele que fosse embora. Ao chegar rapidamente em casa, ele entrou no quarto, viu a situação que eu estava e me disse: "Vida, você não pode ficar assim, precisa comer alguma coisa". Eu não conseguia pensar em nenhuma comida, nada me fazia ter vontade de comer, além disso, o gosto dos alimentos mudaram. Eu não conseguia sentir o sabor real das coisas, a minha língua e toda a mucosa estava muito sensível, como se eu tivesse tomado um líquido bem quente e alterado toda a minha sensibilidade. O arroz parecia vários espinhos na boca, os alimentos doces me enjoavam, os salgados eram extremamente salgados. Conseguia tolerar relativamente os ácidos e por isso água com limão era a única coisa que era possível ingerir. Léo, preocupado, foi conversando comigo e tentando encontrar alguma comida que eu tivesse vontade de comer. Lembrei-me então de um macarrão que ele sempre fazia para mim: espaguete à carbonara. A vontade de me alimentar era zero, mas eu fui resgatando aquele prazer esquecido que eu sentia ao comer aquele macarrão. Fui reavivando na memória todo sabor que ele tinha. E mesmo sem estar conseguindo ingerir nada, aceitei que meu marido preparasse aquele prato para mim. Um macarrão extremamente pesado, gorduroso, nada condizente com a dieta que eu estava seguindo, mas eu precisava comer alguma coisa para cortar aquele ciclo. Enquanto meu marido preparava a massa, eu fui tomar um banho. No chuveiro, clamei a Deus para me ajudar a conseguir comer aquela comida. O estômago revirava de enjoo ao sentir o cheiro dela ao ser preparada e a boca salivava com tanta ânsia de vômito. Eu respirava fundo e pedia novamente a Deus: "Ajude-me a comer esse macarrão, Senhor!". Saí do banheiro, vesti uma roupa e, ao chegar na sala de jantar, me deparei com uma cena linda, Léo tinha arrumado tudo nos mínimos detalhes para mim. Preparou tudo com muito amor, até a mesa posta com velas teve. Sentamo-nos à mesa e olhei para aquela comida que estava linda e cheirosa, mas o estômago reclamou. Agarrei meu terço fortemente e pedi a Deus em silêncio para me ajudar. Segurei-o como quem segura na mão de alguém, e era a d'Ele. Falei mentalmente: "Jesus eu confio em vós, Jesus eu confio em vós...". Meu marido apreensivo, insistia para eu colocar a primeira garfada na boca. Depois de alguns minutos, eu consegui dar a primeira garfada, e fui de garfada em garfada comendo aquele macarrão. De repente, eu tinha conseguido comer toda a quantidade que ele tinha colocado no prato. E foi aquela massa (nada saudável) com ovos e bacon que me levantou, me tirou do abismo que eu estava entrando, porque o amor cura!

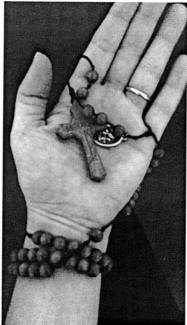

Imagem 17 – Foto do terço que usei para fazer minhas orações durante todo o tratamento

ALÉM DA CURA FÍSICA

Ainda nos dias que se seguiram após essa segunda quimioterapia, ao acordar, levantei-me e fui ao banheiro, me olhei no espelho e me senti horrorosa. Olhei aquela careca, aquelas olheiras, sem sobrancelhas, sem cílios, pele ressecada e anêmica, sem nenhuma coloração, magra, parecia ter chegado ao fundo do poço. Fiquei um tempo em frente ao espelho olhando aquela minha imagem refletida e pensei: "Meu Deus, o que faço para melhorar essa imagem, estou feia demais!", e logo depois senti a resposta d'Ele em meu coração: "Minha filha, eu não te vejo assim, meu olhar para você é outro, é como você mesma olha para seus filhos, acaso você já os achou feios? Eu vejo seu coração, mas como sei e conheço suas limitações, vou te recordar que hoje você tem um casamento para ir, agende uma maquiadora, se arrume e volte a se olhar aqui, assim verá como eu realmente lhe vejo".

Após isso, fui para o salão de beleza, fiz uma maquiagem linda, coloquei sobrancelhas e cílios, vesti um vestido bem bonito. Voltei no espelho e percebi o olhar de Deus para mim. Penso que Ele nos olha com aquele olhar de pai e mãe mesmo, um olhar de admiração, de "Não acredito que é meu», ou «Nossa, como é lindo!". E realmente é mesmo assim, somos raridade aos olhos do Pai, somos a mais bela obra-prima d'Ele. Porque Ele vê o nosso coração, a nossa essência! Sim, somos perfeitos para Ele! Porque só Ele conhece o nosso interior! Nossa raridade não está naquilo que possuímos ou no que sabemos fazer, nós somos espelhos que refletem a imagem d'Ele! O que Deus quer de nós é apenas que consigamos nos enxergar assim. Mas é difícil, não é mesmo? Principalmente nesses dias em que acordamos feias, cansadas, que o corpo não responde e a fraqueza física e emocional chegam com tudo. É nesses dias que Ele nos estende Sua mão, nos pega no colo e nos acaricia com o seu verdadeiro amor de Pai. Colocando em nosso caminho pessoas que nos fazem sentir tudo isso! Nos braços de amigos que nos carregam no colo (literalmente) se necessário, nas mãos de profissionais que nos mostram nossa beleza. Foi assim que consegui ter forças para ir ao casamento da minha mais antiga amiga, Bruna (uma das Meninas Ricas). Dias depois da quimioterapia, mesmo muito indisposta, e naquela fase eu ainda estava me sentindo um peixe fora d'água, adaptando àquela nova imagem, insegura em sair para os eventos públicos. Mas resgatei meu amor próprio e lembro que fui com as meninas para nos arrumarmos juntas no mesmo salão de beleza, marcamos um horário mais cedo para ficarmos juntas, seria o momento de estar as sete amigas, celebrando aquele momento tão sonhado e esperado por todas nós. Ali nos divertimos muito, consegui me arrumar, consegui participar da celebração na igreja, e mesmo não conseguindo ir na festa, eu saí de lá com outro ânimo, entendendo que somos humanos demais para nos ver como Deus, aí Ele nos mostra como é o seu verdadeiro olhar para nós, assim, através desses artifícios, da beleza mundana, uma roupa bonita, uma bela maquiagem, enfim, o belo transcende ao amor de Deus! E foi experienciando tudo aquilo que resgatei também o meu cuidado com minha imagem, nunca fui tão vaidosa, nunca tive o habito de me arrumar tanto quanto as minhas amigas (por exemplo), mas ali, experimentando o extremo entre o belo e o não tão belo eu decidi resgatar o cuidado com minha beleza exterior a fim de respingar em meu interior e vice-versa. Deus está em mim! Deus está em você! E em todos que cruzam seu caminho!

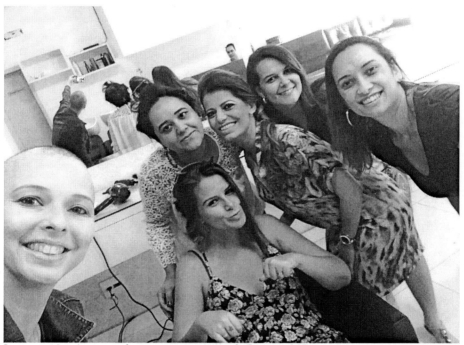

Imagem 18 – Arrumando para o casamento de Bruna - MR

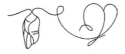

O BEIJO DE NOSSA SENHORA

Dia 13 de julho 2016 - Dia de Nossa Senhora Rosa Mística. Celebra-se todo dia 13, ao meio dia, uma missa na qual Nossa Senhora prometeu, nesse horário, derramar muitas graças. Lá, o grupo de oração estava entregando, aleatoriamente, rosas, batizadas de "beijo de Nossa Senhora". Muita gente dá testemunhos de graças alcançadas após receberem essa rosa. Eu estava nessa celebração para agradecer, mas também para pedir! Antes de começar a missa, veio até mim uma mulher, muito amiga da minha sogra, que carinhosamente chamo de Tia Vera. Ela também passou por um câncer e foi curada pela intercessão de Nossa Senhora Rosa Mística. Uma inspiração para mim, Tia Vera estava em oração pela minha cura. Aproximou-se e me disse: "Camila, vou te sugerir fazer como eu faço todo ano: no final da missa, você vai na imagem que está no altar e pega uma rosa que está enfeitando o andor de Nossa Senhora. Embrulhe-a num papel filme e coloque-a nas mãos de uma imagem que você tiver em sua casa. Deixe lá por um ano e, no próximo dia 13 de julho, você vem novamente aqui na missa e troque a rosa velha por outra nova que esteja nos pés de Nossa Senhora. Assim você fará todos os anos, confirmando seu milagre". E continuou: "Mas tente pegar a rosa vermelha que é a da misericórdia, viu?". E terminou dizendo que há 10 anos ela repete este ritual confirmando o milagre da cura do câncer que teve.

Então, ao final da missa, falei com Léo: "Tenho que pegar a rosa!". Mas aí, retiraram do altar o andor com a imagem e eu não consegui. Nisso, veio até a mim o Sr. Valter, marido de Tia Vera, um homem de muita oração e espiritualidade. Ele me abraçou e disse que tinha um recado de Nossa Senhora para mim: "Sua cura já aconteceu, tome posse dessa graça, não a deixe passar, você está no colo de Maria". Após isso, uma outra pessoa me abordou dizendo que a Mãe do Céu queria me dar um beijo e me entregou uma rosa vermelha dizendo: "Isso é o beijo de Nossa Senhora para você!". Surpreendentemente era a rosa vermelha que eu não consegui pegar no andor, Ela mesma veio até mim! Toda graça passa antes pelas mãos de Maria e eu não tenho dúvidas da Sua presença em toda minha vida.

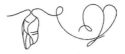

QUARTA QUIMIOTERAPIA

Essa foi a última quimioterapia antes da cirurgia e a expectativa para aquele momento era grande. Porém, ela não aconteceu no dia previsto, tive uma infecção de garganta e por isso minha imunidade abaixou. Isso impossibilitou a realização da medicação. Precisei esperar mais uma semana para me recuperar totalmente daquela infecção e assim receber a quimioterapia com segurança.

Passando essa semana, chegou o dia dessa quimioterapia, minha mãe resolveu me acompanhar. Juntamente com ela, foram minha tia Erika e meu primo Erico. Além daqueles que não faltavam a nenhuma quimioterapia (meu pai, meu marido e Lara). Tive uma reação alérgica durante a aplicação dessa quimioterapia, um susto grande em toda equipe e em minha família. Mas graças ao bom Deus tudo foi resolvido e terminei toda a aplicação com segurança. Agora sim, concluía a fase prévia da tão sonhada cirurgia.

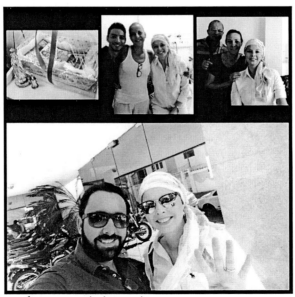

Imagem 19 – Fotos da quarta quimioterapia

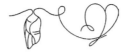

DIAS ANTES DA CIRURGIA

Nos dias que antecederam a cirurgia, me vi fora de mim. Pensamentos muito ruins insistiam em permanecer. Um medo de morrer, medo de ser esquecida, medo dos meus filhos não serem bem cuidados. Conheci a minha fraqueza, a minha humanidade naqueles dias. Vi-me enclausurada naquelas angústias. Tentava ocupar minha cabeça com leituras, músicas, diversão com os meus filhos, conversas com minhas amigas, oração, mas tudo me levava àqueles sentimentos de apreensão e ansiedade. Comecei a ter insônia, a ficar mais impaciente com Léo e senti ali que aquela não era a Camila que eu queria ser. Percebia que eu estava chata, com sentimentos pesados que refletiam nas minhas relações.

Então minhas amigas tentaram deixar tudo mais leve e organizaram uma surpresa para mim, fizeram uma festa junina chamada "Festa da Gratidão", para agradecer o fim da fase das quimioterapias pré-cirurgia. E mesmo sabendo que ainda viriam muitas outras etapas, decidimos comemorar cada conquista, como se a cada passo já visualizávamos a linha de chegada. Todas elas estavam usando lenços em homenagem a mim. Elas se igualaram àquela minha imagem e o meu coração ficou preenchido do mais nobre amor, o amor em ter tantas verdadeiras amigas. Estavam também minha mãe, minhas tias, e todas estavam ali comemorando e já celebrando a próxima fase, mas confesso que fui com o sentimento de despedida. Era a última vez que eu iria estar com todas elas antes da cirurgia e aquele sentimento de não ter a certeza de que voltaria bateu à minha porta. Porém, ao lá chegar, me surpreendi com o sorriso e a alegria que cada uma sentia por minha vida. O sentimento de gratidão tomou conta de mim e ali percebi que só dependia de mim dar o tempo necessário para me curar daqueles sentimentos, entendê-los e ressignificá-los. Foi uma noite de muita diversão ao lado delas, que conseguiram mudar meu foco, mesmo sem saberem que tudo aquilo estava acontecendo em meu coração. Decidi aproveitar aquele momento e resgatar a força necessária para ir para cirurgia.

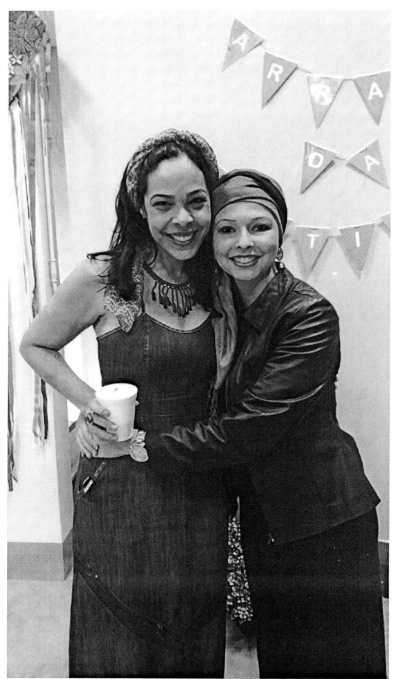

Imagem 20 – Foto da Festa na Gratidão organizada por Lara Ataíde

Alternando entre dias bons e dias não tão bons, ao mesmo tempo em que eu pedia a Deus para chegar logo "o dia D", eu também pensava no quão desafiador seria passar pelos longos dias de recuperação, longe dos meus filhos, do meu marido, do meu lar. Mas tentei pensar que estava indo para voltar melhor para eles. Pensei que aquela seria a oportunidade de resgatar a minha saúde. Aquela cirurgia iria me limpar de toda doença e foquei apenas nisso. Então, fui à igreja para me conectar àquela que melhor consegue me acalmar, minha MÃE do Céu, Maria. Ao lá chegar, percebi que o movimento estava diferente, notei que iria acontecer uma missa especial. Mas não entendi direito o motivo, pois não era nenhum dia santo. Ao iniciar a missa, o padre anunciou a chegada da imagem peregrina de Nossa Senhora da Medalha Milagrosa, que estava passando por minha cidade e visitando várias igrejas. Naquele momento, fui tocada com a fala do sacerdote que disse: "Ela sempre vai ao nosso encontro onde quer que estejamos". Eu me emocionei muito porque tive certeza de que Ela me acompanharia durante a minha ida a São Paulo. Também pensei que, muito melhor do que me acompanhar, seria a sua permanência em minha casa, cuidando dos meus filhos e de todos que eu estava deixando. Ali recebi a paz que eu precisava para seguir no caminho da minha cura.

Quando digo que a cada dia era uma cura alcançada, me refiro a essas pequenas escolhas que precisei fazer com relação aos meus pensamentos. A cabeça é nossa principal ferramenta para alcançarmos a cura, então decidi pensar: "Esse é o momento mais importante, estou indo para o lugar que eu defini como melhor para o meu tratamento. Vou porque voltarei melhor do que estou indo, vou para voltar sem doença".

Escolher pensamentos positivos é sempre o primeiro passo para estar diante da graça de Deus. Portanto, tentava não pensar muito em como seriam aqueles dias longe dos meus. Substituía o pessimismo por momentos vividos com alegria na presença dos que eu amo. Eu acordava todos os dias com uma vontade imensa de dar muitas risadas com meus filhos. Íamos fazer piquenique na pracinha, jogar futebol, andar de bicicleta... Enfim, eu tive uma sede de fazer tudo o que me dava vida. Momentos de descontração, de prazer. E meditava que eu ainda estava aqui, com eles, mesmo que perdida, estava aqui por trás de todo aquele caos em que a vida se fez. Estava aqui. Tentava me distanciar daquela circunstância para alcançar a calma em minha alma. Pensava, eu vou, mas voltarei melhor do que estou, e nos olhares dos que eu amo, principalmente meus filhos, eu reconhecia o fio que iria me guiar para me trazer de volta. Gravei na alma cada olhar, cada sorriso, cada abraço, cada beijo, tudo que me amarrava a essa vida, tudo que me segurava aqui. Tentava não me esquecer de quem eu sou e o quanto eles são em mim. Agarrei-me a eles e, mesmo quando estava longe, ter essa certeza foi a calmaria que me sustentou. Claro que eu senti uma vontade muito grande de parar o tempo e trocar aquele filme, mas tomar posse e encarar a situação foi a forma que encontrei para passar por aquilo. "Vão bora, vão bora!" é uma frase que falo a mim mesma sempre que tenho que resolver qualquer situação desafiadora. Se tenho que fazer algo, então vou fazer, por mais difícil que seja, eu enfrento. E simplesmente vou, sem pensar muito, sem deixar os pensamentos derrotistas prevalecerem, sem deixar os conflitos se instalarem. O pensamento ruim é como um gavião que fica sobrevoando um ninho cheio de passarinhos, louco para capturá-los. Esse ninho é a nossa mente, o gavião são os pensamentos ruins e os passarinhos são os bons. Não podemos deixar que o gavião pouse no ninho, pois assim ele irá devorar todos os passarinhos. Ele pode até sobrevoar lá bem alto, bem distante, mas não podemos permitir que ele aterrisse em nosso território.

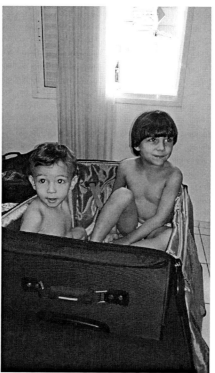

Imagem 21 – Arrumando a mala para ir para São Paulo com vontade de colocar os meninos dentro dela

Nesse mesmo dia, cheguei em casa e liguei para desabafar com Lara. Falei daquela angústia que sentia por ter que ficar tantos dias longe dos meus e do meu canto. Sentia um aperto no peito pensando em como meus filhos iriam ficar, como iriam se sentir longe de mim por tantos dias, como as pessoas que iriam cuidar deles fariam para driblar as birras, as vontades, os sentimentos, como iriam entretê-los. Era uma criança de 4 anos e um bebê de 1 aninho que requeriam muito cuidado, muita dedicação. Eu pensava na adaptação que todos teriam que fazer com as suas vidas, suas rotinas, suas próprias famílias, para assumirem a demanda do cuidado a mim e a eles.

E foi aí que eu decidi fazer alguma coisa para amenizar aqueles dias, e ao mesmo tempo, me fazer presença mesmo estando longe. Lara e eu pensamos numa forma de diminuir a ansiedade de Pedro proporcionando a ele uma maneira de contabilizar os dias que faltavam para eu chegar. Todo aquele movimento de preparação para minha ida mexeu muito com ele, todos os dias ele me perguntava quantas "dormidas" ele teria que dar para eu chegar. Foi nessa conversa ao telefone que Lara me deu a ideia de fazer uma contagem regressiva para ele conseguir visualizar a passagem desse tempo. Primeiro pensamos em fazer um calendário e ele ir riscando ou colando uma figurinha a cada dia. Mas eu disse a ela que queria deixar alguns bilhetinhos, um para cada dia, dizendo o quanto os amava. Então fizemos uma espécie de varalzinho, com 30 copos descartáveis pendurados. Identifiquei cada copo com os números de 1 a 30, que representavam a quantidade de dias que eu estaria fora. Dentro de cada copo, coloquei alguma guloseima e um bilhetinho com uma mensagem e uma sugestão de atividade (tarefa) específica para aquele dia. Assim, eles iam saber que eu sempre estava pensando neles e teriam alguma "missão" para entretê-los.

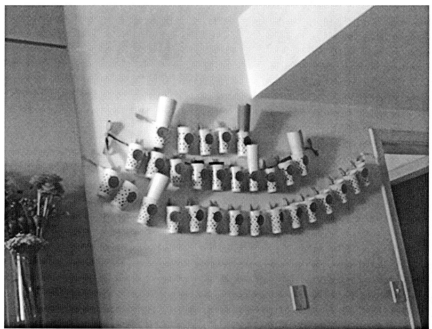
Imagem 22 – Painel com o varal dos copos

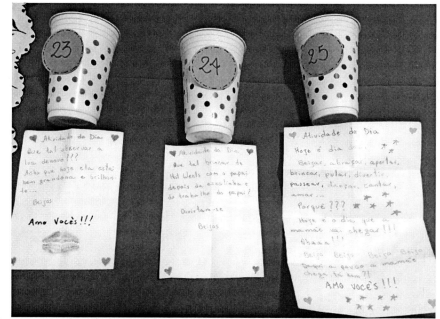
Imagem 23 – Recadinhos que ficavam dentro dos copinhos, um para cada dia

Inicialmente, a previsão para eu ficar em São Paulo eram 25 dias. Porém, me precavendo de qualquer intercorrência, preparei 30 cartinhas. Em cada uma dessas mensagens eu quis colocar algo para que eles sentissem a minha presença. Escrevi alguma memória da presença da mamãe com eles. O recadinho sempre iniciava com um: "Bom dia, meus amores", depois eu sugeria alguma atividade para eles desenvolverem juntos, como: andar de bicicleta, fazer piquenique, irem à missa... Fui escrevendo as atividades que mais fazíamos juntos, como: observar a lua deitados no chão da varanda, ir à pracinha, fazer massinhas de modelar, fazer brigadeiro etc. Escrevi tudo observando datas específicas e tendo o cuidado de sugerir atividades de acordo com o dia da semana, pensando também nas pessoas que estariam cuidando deles. Lembrei-me que durante aquele período em que eu estaria fora, aconteceria o Dia dos Pais. Tive o cuidado de, naquele dia, lembrá-los de fazer alguma homenagem para o papai. E sempre finalizava com um lembrete dizendo que a mamãe os amava e que logo estaríamos juntos novamente. Tentei preencher a rotina deles e me fazer presente mesmo não estando fisicamente ali. Isso, de certa forma, acalmou meu coração. Pedro foi quem mais me motivou a fazer algo assim, pois Mateus ainda era muito bebê e nem entendia muito bem toda aquela situação. Mas, com certeza, eu sabia que aquilo iria se refletir positivamente nele também. Refleti muito sobre como eles iriam absorver aquela fase e tentei deixar tudo mais divertido e leve para eles. Assim, a cada dia, eles iam eliminando os copinhos e enxergando que estavam diminuindo os dias e, consequentemente, que estava próximo do meu retorno.

A distância me machucou muito. Sem dúvida, foi a pior fase de todo o tratamento. Porém, saber que eu estava no melhor lugar, no melhor hospital, com os melhores médicos, me deu a certeza de estar fazendo a escolha certa para resgatar da forma mais segura a minha saúde e voltar inteira para eles. Pensava que seria apenas um mês distante, de muitos outros em que eu estaria presente, com minha saúde restabelecida, ao lado de quem eu amo.

Depois de tudo organizado, Lara saiu da minha casa. Mas pensei: "Preciso deixar algo para Léo. Ele também precisa entender essa minha mudança de comportamento". Como já mencionei, naqueles dias que antecederam a cirurgia, fiquei muito sensível, insegura, impaciente. Pensava que eu poderia morrer, não só neste momento, mas esse sentimento foi o que mais permeou meu tratamento. E nesses dias escuros, eu gostava muito de escutar músicas de louvor, pois era o que me acalmava. Por providência, o aplicativo de músicas começou a tocar uma música que eu nunca tinha escutado. Não era louvor, porém, retratava muito do que eu estava sentindo:

"Me espera" – Sandy e Thiago Iorc

Eu ainda estou aqui
Perdida em mil versões
Irreais de mim
Estou aqui por trás de todo o caos
Em que a vida se fez

Tenta me reconhecer no temporal
Me espera
Tenta não se acostumar
Eu volto já
Me espera

Eu que tanto me perdi
Em sãs desilusões ideais de mim
Não me esqueci
De quem eu sou
E o quanto devo a você

Tenta me reconhecer no temporal
Me espera
Tenta não se acostumar
Eu volto já
Me espera

Mesmo quando me descuido
Me desloco
Me deslumbro
Perco o foco
Perco o chão
Eu perco o ar
Me reconheço em teu olhar
Que é o fio pra me guiar

De volta
De volta

Tenta me reconhecer no temporal
Espera
No temporal

Me espera

Tenta não se acostumar
Eu volto já
Me espera

Eu ainda estou aqui...

Enxerguei-me naquela letra. Era exatamente tudo que eu estava sentindo, nos detalhes, tudo que eu precisava falar para o meu marido, como pedido de desculpas por tudo aquilo que eu estava sendo para ele. Como pedido de espera, lembrando a ele que aquela não era a Camila que ele merecia, mas que ela iria voltar muito melhor. Eu só precisava de um tempo para me restabelecer, eu só precisava do olhar dele como fio-guia para não perder meu foco que eram eles: nossa família! Decidi escrever uma carta contendo, dentre outras coisas, a letra dessa música. Coloquei em uma das gavetas de roupas dele. Léo chegou do trabalho, me cumprimentou e, antes de entrar para o banho, abriu seu guarda-roupas, viu a minha carta e perguntou: "O que é isso?". Eu falei: "Fiz uma carta pra você, leia!". Ele leu e conseguiu entender tudo que eu estava sentindo. Muito emocionado ele me abraçou e chamou para entrarmos no banho juntos, pela segunda vez chorei muito no colo dele. Falei tudo que eu precisava. Confessei todos os meus pensamentos, ele se abriu para me ouvir, esteve totalmente disponível e em silencio a cada frase que eu falava, dizendo apenas: "fala pra mim tudo que está ai dentro de você". E em cada fala minha, foi como um peso sendo tirado das minhas costas, fui esvaziando-me de todos aqueles sentimentos ruins, medos de morrer e deixar nossos filhos, medo de Léo casar novamente e abandonar nossos filhos, vários pensamentos que só me tiravam a paz. Desenhei em minha mente uma cena bem ruim e expus para ele aquilo que eu estava imaginando. Léo renovou todas as promessas que eu precisava escutar para ter paz, rimos muito também de tudo que eu imaginei que poderia acontecer. Depois de me escutar, ele falou: "Agora pronto, vamos tomar um banho e nos lavar de tudo isso. Vamos voltar a nos equilibrar de mãos dadas, pois eu estou com você! Somos um!". Aquele cenário foi se apagando da minha cabeça e todos os meus medos foram se enfraquecendo depois daquela conversa sincera e transparente. Entendi que tudo estava em seu devido lugar. Às vezes, só precisamos ser ouvidas.

Aquele pensamento da possibilidade de morrer e meu marido se casar de novo tirou meu sono, ficava muito mal pensando na possibilidade de outra mulher educar meus filhos. Foi justamente a partir disso que eu comecei a agir diferente. Eu pensava: "Vou ser a melhor esposa para meu marido, porque assim irei aumentar o parâmetro de boa esposa para ele, e consequentemente, suas escolhas serão mais críticas. Aí se eu morrer, ele escolherá alguém que realmente merece e que irá cuidar bem deles". Passei a dar o meu melhor para ele, mesmo doente, muitas vezes impossibilitada, mas eu fui me desprovendo de mim. Passei a não querer ter mais razão, a ser mais paciente, mais carinhosa, mais atenciosa, mais doce nas palavras, sem cobranças. E a principal beneficiária dessas mudanças fui eu mesma, apesar da motivação ter sido meu marido. Como uma mágica, foi se instalando uma paz em meu lar e em meu interior, pois passei a viver com mais leveza, com menos cobranças, reconhecendo o quanto ele faz por nós, por mim. Passei a ter mais gratidão pelo que eu tenho, pelo que eu sou. Hoje eu só quero viver intensamente o que me faz bem, já não faz diferença ter ou não ter razão. Já não faz mais sentido correr e viver desmedidamente, agora eu vivo o hoje, o agora, esse minuto, sem expectativas e com muito a agradecer. Cuido de quem eu amo com mais ternura, mais intensidade, mais coração e menos obrigação. Perdoo mais, quero mais tempo para mim mesma, mais disposição, me amo mais, quero mais vida. E, por consequência dessa minha mudança de postura, fui eu quem ganhei um marido mais amável, mais dedicado. Percebi aos poucos que essa paz era contagiosa, como uma gripe muito forte que vai atingindo um por um da casa. Meus filhos ficaram mais calmos, e a sensação que eu tinha era que recebia um amor muito maior do que aquele que eu estava oferecendo. Hoje eu falo muito mais "sim" para mim do que para os outros, pois me conheço mais, percebo mais as minhas necessidades. É essa a graça de Deus em nossas vidas. Muitas vezes fazemos por nós mesmos pensando apenas em alcançarmos determinado objetivo, mas Ele com seu amor imensurável faz muito mais, seu amor vai muito mais longe. Cuidando de mim é que consigo cuidar daqueles que Deus me confiou!

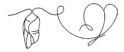

CIRURGIA

Chegou o dia do resgate - Dei esse nome, pois esse momento foi para mim a recuperação da minha saúde. O procedimento que iria arrancar a doença visualmente do meu corpo e, assim, ficaria livre daquele tumor. O acontecimento mais esperado por mim foi o da cirurgia.

Fomos para São Paulo no dia 26 de julho de 2016. Fui direto para o hospital, pois tinha consulta com os médicos da equipe: anestesista, mastologista e cirurgião plástico.

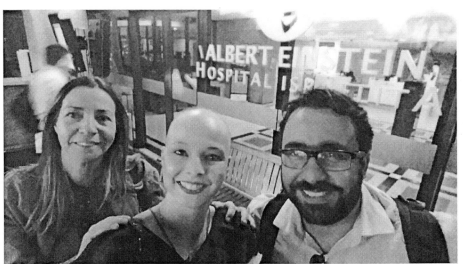

Imagem 24 – Chegando no hospital para internação – minha mãe, eu e Léo

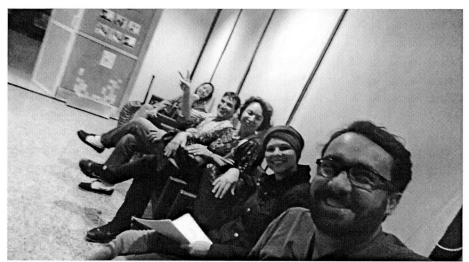
Imagem 25 – Aguardando internação no hospital para cirurgia – minha mãe, Marcinho, Tia Nádia e Léo

Os médicos me explicaram que a previsão de duração da cirurgia seria de mais ou menos 8 horas. Um procedimento longo que seria dividido em duas fases: a primeira realizada pela equipe do mastologista e a segunda pela equipe do cirurgião plástico que faria a reconstrução das mamas. A equipe do mastologista faria a retirada da mama comprometida pelo tumor, o esvaziamento da cadeia ganglionar axilar que também estava afetada e, além disso, faria a retirada da outra mama de maneira preventiva. Mesmo sem a doença, essa era uma alternativa para diminuir as chances de uma recidiva nela, além da estética de simetrização. Essa é uma decisão que deve ser tomada principalmente pela paciente. O mastologista me sugeriu essa alternativa, explicando todos os benefícios que eu teria fazendo essa opção, mas também me explicou todos os riscos. Cabia a mim tomar a decisão. E com o pensamento de fazer tudo que estivesse ao meu alcance para ficar livre da doença, eu não pensei duas vezes, optei por retirar as duas mamas e tirar de cabeça a possibilidade de o câncer voltar. Agradecia a Deus por tudo, e pensava no quão providente Ele estava sendo comigo. Era uma fase difícil, mas estava grata por aquilo estar acontecendo exatamente naquele momento, depois de ter tido a oportunidade de ter amamentado meus filhos, de ter oferecido a eles o alimento necessário, de ter acontecido comigo e não com eles, por serem sadios. Eu agradecia pelos nossos familiares e amigos que tanto me ajudaram, emocional e financeiramente, para estar

ALÉM DA CURA FÍSICA

ali e assim todo o sentimento de gratidão ia dominando o da tristeza. A gratidão é olhar tudo que temos e somos, assim esquecemos daquilo que perdemos. Assim tudo ia ficando mais leve e a conversão de pensamentos ruins em bons se tornava recorrente.

Saí um pouco assustada da consulta com o anestesista, pois achei 8 horas de anestesia um período muito longo. Porém, ele me explicou que seria da forma mais segura e me receitou um calmante para dormir e descansar melhor aquela noite que antecedia à cirurgia. Após todas as consultas, fui para o apartamento do hospital passar aquela noite e me preparar para o procedimento, cujo início estava previsto para às 6:30 da manhã do dia seguinte. Na mala, junto com os meus pertences, levei comigo lembranças de todo o meu exército: fotos dos meus filhos, da minha família, dos amigos... queria sentir a energia de cada um ali comigo. Levei o varal de fotos que minhas amigas fizeram para decorar a "Festa da Gratidão" e o pendurei na parede em cima da minha cama. Levei também meu kit protetor: algumas das minhas imagens de Nossa Senhora, meu terço, minhas orações, bíblia, crucifixo e montei no quarto um altar com tudo isso. Assim pude me sentir um pouquinho em casa olhando para tudo aquilo. Estavam comigo meu marido, minha mãe, minha tia materna Nádia e meu tio Marcinho, de São Paulo. Meu pai estava na estrada levando uma excursão de peregrinação da Igreja para Aparecida do Norte. No dia 27, ele deixou a excursão nesta cidade e seguiu para São Paulo, para ficar no hospital com a gente. Não deu tempo de encontrá-lo antes da cirurgia, mas ele chegou e passou o dia inteiro no hospital com meu marido e meu tio, e ao terminar o procedimento, estavam todos ao meu lado.

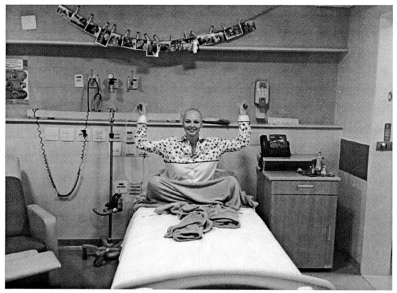

Imagem 26 – No apartamento, já internada; e ao fundo, o varal com as fotos do meu exército (familiares e amigos)

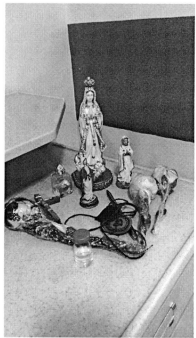

Imagem 27 – Altar montado ao lado da minha cama

Dia do resgate

Dia 27/07/2016 - Acordei minutos antes da equipe de enfermagem chegar para me levar ao bloco cirúrgico. Minutos suficientes para entrar no banheiro, tomar um banho, lavar a alma e conversar com meu corpo. Minutos que pareceram horas, tamanha profundidade da reflexão que aconteceu ali. Terminei de tomar banho e quando estava me enxugando, vi meus seios refletidos no espelho, pensei: "É a última vez que eu os vejo naturalmente como são". Em poucos minutos, iriam ser retirados de mim. Naquele momento, olhei profundamente para minha vida. Fiz uma retrospectiva olhando para os meus seios e revivi a nossa história, lembrei-me de quando eles nasceram, daquele primeiro sinal que me mostrou que eu estava me tornando "mocinha", a primeira pedrinha, aquela que doeu quando levou uma bolada na escola, no jogo de handebol durante a educação física. Lembrei-me do meu primeiro sutiã, da primeira blusa decotada a que eles deram curva e volume. Lembrei-me de cada momento que eles me fizeram sentir mulher. E por último e mais reflexivo, lembrei dos momentos que com eles eu pude realizar o meu sonho, o sonho de ser mãe e ofertar vida e alimento para os meus filhos. Lembrei de cada madrugada acordada amamentando os meninos, lembrei das ordenhas e da quantidade de leite que eles produziram, das dores devido à alta produção. Olhei para eles pela última vez e agradeci; chorando, me despedi deles, agradecendo e explicando que um deles estava doente e por isso teriam que ser retirados. Contei também que seriam substituídos por próteses e que elas fariam parte de mim a partir daquele momento.

Agradeci.

Despedi.

E aceitei aqueles novos seios que viriam como meus!

Olhei para eles e me despedi, chorando e olhando profundamente para mim mesma, decidi me despedir também daquela Camila. Não queria mais ser ela, resolvi que, a partir da cirurgia, seria outra mulher. Olhei profundamente nos meus olhos. Estava decidida a conhecer a nova Camila que iria nascer naquele dia, quando tudo aquilo acabasse. Não seria somente a retirada de um tumor, era também a retirada de tudo que não queria mais para aquela Camila.

Veio-me a passagem bíblica do evangelho segundo Mateus 5; "Pois te é melhor que um dos teus membros se perca do que todo seu corpo seja lançado no inferno". Entendi que era melhor perder aquela parte doente do que permitir que aquela laranja podre apodrecesse todas as outras. Eu estava decidida a me curar. E não me importava que para isso tivesse que perder meus seios, cabelos, unhas. Eu acreditava fielmente que tudo iria passar, eu iria renascer. Deus iria me devolver tudo restaurado. Mais belo do que antes. Mais uma vez, não me refiro apenas à questão física, porque o que me interessava era a minha restauração interior. "Quebra e faz de novo!". Esse era meu clamor a Deus. O que eu estava interessada mesmo era em minha restauração além da física.

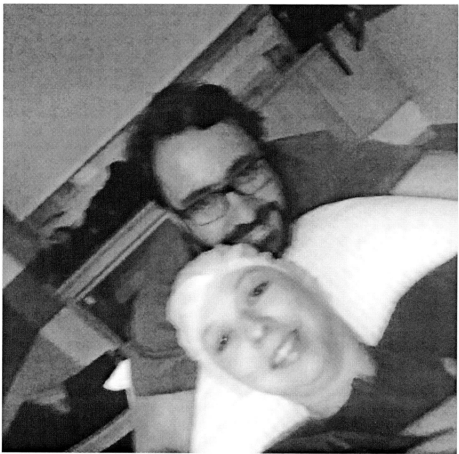

Imagem 28 – Minutos antes de entrar para a cirurgia – despedindo de Léo

Como disse anteriormente, a cirurgia tinha previsão de durar 8 horas. Porém, entrei para o bloco cirúrgico às 6h30 da manhã e só voltei para o quarto às 21h30 da noite, ou seja, foram 14 horas anestesiada. Na cirurgia, foram retiradas as duas mamas, 38 linfonodos axilares e também foi feita a reconstrução imediata com próteses de silicone. Uma cirurgia bastante complexa com riscos iminentes. Mas foi tudo muito tranquilo sem nenhuma intercorrência. Foram 14 horas longe desse tempo *cronos*, deitada no colo de Jesus e Maria, verdadeiramente sendo uma ovelhinha no colo de Jesus, aquela ovelha perdida que Ele larga tudo para resgatar. Esta ovelhinha foi materializada por uma pelúcia recebida de presente da minha amiga Monica dias antes de viajar. Ela me presentou me pedindo para que eu lembrasse que sou apenas uma ovelhinha perdida em meio a esse mundo, pequena, frágil, mas que Jesus larga tudo para me resgatar. Quanto significado vejo naquele presente dela até nos dias de hoje, uma lembrança do quão amada sou.

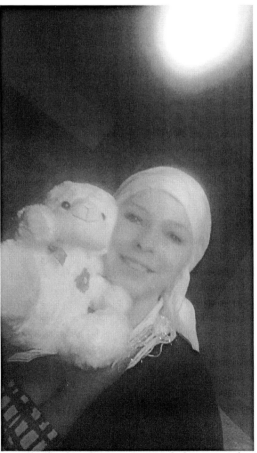

Imagem 29 – Minha ovelhinha de pelúcia, presente dado por minha amiga Monica

Passei aquelas 14 horas vivendo apenas o *kairós* daquele momento. Uma experiência que só minha alma consegue explicar. Um dia de graça. Contudo, para os meus familiares e amigos foi um dia totalmente cronológico, horas angustiantes, 14 horas de espera, 14 horas de expectativas, 14 horas de aflição. Tento, mas não consigo imaginar a agonia do meu marido, da minha mãe, do meu pai, de todos que me amam. Quantas pessoas rezando e clamando a Deus por mim durante todo aquele tempo. Como fui amada, como sou amada!

Ao despertar depois da cirurgia, fiquei surpresa ao saber que horas eram. Veio-me na lembrança o medo de ter que ficar 8 horas anestesiada quando na verdade precisei ficar quase 14 horas! Aquilo foi para mim mais um milagre. Imediatamente abri um sorriso ao enxergar ao meu lado, pela primeira vez após a restauração da minha vida, aqueles que mais me amam: meu marido, minha mãe e meu pai. Junto deles, Tia Nádia e Tio Marcinho, que foram verdadeiras âncoras para nós! Léo foi a primeira pessoa que enxerguei quando despertei. Ele foi me receber na porta do bloco cirúrgico e foi acompanhando a equipe de enfermeiros por todos os corredores do hospital até o quarto. O seu olhar brilhando ao me receber de volta nunca sairá da minha mente.

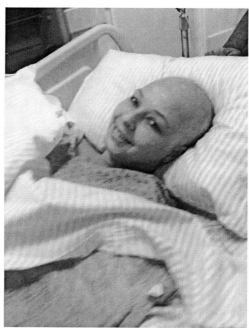

Imagem 30 – Primeira foto ao sair da cirurgia – sorriso de gratidão

Após a cirurgia, senti algumas dores, mas nada que as medicações não resolvessem. No dia posterior, recebi ainda no hospital a visita do meu amigo Rodrigo (meu colega de profissão e meu professor de pilates). Ró representou ali todos os meus amigos que também não largaram a minha mão. Acho que todo aquele amor que eu estava recebendo tinha o mesmo efeito de morfina sobre as dores físicas. Receber cada gesto de cuidado e atenção afagou a minha alma e não permitiu que a angústia de estar longe dos meus filhos sobressaísse.

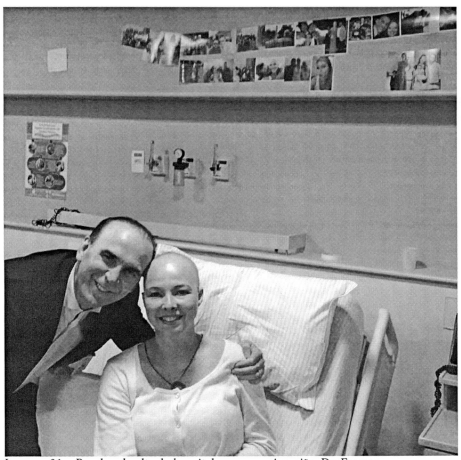

Imagem 31 – Recebendo alta do hospital com meu cirurgião, Dr. Frasson

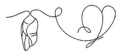

OS DIAS EM SÃO PAULO

Despedir-me do meu marido foi o momento mais difícil para mim. No 4º dia após a cirurgia, ele voltou para Montes Claros me deixando em São Paulo com minha mãe. Como já era o previsto, ele precisava trabalhar e cuidar dos nossos filhos. Mas aquela despedida mexeu muito comigo. Eu e Léo nunca tínhamos passado uma noite longe um do outro. Não tê-lo por perto me gerou uma insegurança muito grande, pois além do grande suporte emocional que ele me proporcionava, era ele quem resolvia, providenciava e fazia tudo acontecer como eu precisava. A sensação que tive foi de estar me separando de parte de mim mesma, me deixando fraca, sem energia. Essa separação dos nossos corpos foi o que mais me machucou. Esses dias sem a presença física de Léo mexeu muito comigo, foi como um rasgar da minha alma, uma dor muito além da dor física. Fizemos chamada de vídeo todos os dias por telefone para tentar amenizar aquela falta e também para seguirmos com o nosso propósito de rezarmos juntos a "oração de cura" que Dr.ª Príscila tinha me dado. Para substituir as mãos de Léo em meu seio, ele me pedia para colocar o celular em cima de mim pois ele estaria com as mãos impostas sobre mim e assim seguimos conectados mesmo com nossos corpos distantes. Esse distanciamento me fez perceber o quanto sou nele e o quanto ele é em mim, mas ao mesmo tempo, me trouxe uma sensação de culpa. A impressão que eu tive foi de estar sentindo mais falta de Léo do que saudade dos meninos, como se pudesse comparar tais sentimentos. Comecei a me culpar por talvez não estar sendo uma boa mãe pelo simples fato de sentir mais falta de Léo do que dos meninos. E foi numa conversa dessas por chamada de vídeo que confessei a ele que eu estava me sentindo culpada por isso, e ali com ele me consolando foi que percebi que havíamos conseguido construir o nosso casamento conforme o desejo de Deus: "sermos uma só carne". A certeza que os nossos filhos estavam sendo cuidados por ele foi o que acalmou meu coração, pois pensei que os nossos bens mais preciosos estavam guardados por nós (uma só carne).

A falta de Léo e a saudade dos nossos filhos me fez seguir rigorosamente todas as orientações prescritas pelos médicos, eu fiz o que precisava ser feito, pensando somente em melhorar o mais rápido possível para estar inteira para eles.

Foram dias intensos, de muitos cuidados, troca de curativo a cada dois dias, lida com o dreno, medição da quantidade do líquido, repouso, dor, perda de autonomia, movimentos limitados, necessitando de ajuda para coisas rotineiras como tomar banho, pentear cabelo, levantar da cama. Realmente não daria para eu ir embora naquela situação, este período de recuperação era muito delicado e requeria muita paciência. Quando me deparava com os poucos movimentos que podia realizar com os braços, imaginava que se estivesse em casa seria muito mais difícil, pois não poderia segurar meus filhos no colo quando eles me solicitassem. Pensar que fui poupada dessa situação, me fazia me sentir melhor. Eu fazia a conversão de cada pensamento angustiante para algo positivo.

Minha mãe cuidou esse tempo todo de mim e sei que para ela foram dias intensos e pesados, mesmo tendo todo apoio dos nossos familiares, Tio "Marcín" e Viviane, que nos acolheram em sua casa. Além deles, minha tia Nádia que mora em Mato Grosso, ficou alguns dias lá em São Paulo com a gente. Num dado momento, percebi que ela estava esgotada. Acho que foi como uma panela de pressão sem válvula de escape. Ela se manteve firme em todos aqueles momentos antes, durante e depois da cirurgia, sem dividir nada com ninguém. Porém, dias depois da minha tia voltar para sua casa, minha mãe teve uma crise de ansiedade muito forte. Aquilo me afligiu, porque eu precisava de ajuda e, principalmente, porque vê-la daquele jeito me deixou extremamente preocupada com sua saúde. Liguei para o meu irmão e contei tudo para ele. Disse que sentia que minha mãe precisava de um apoio e pedi sua ajuda. Meu irmão mora em Curitiba e se programou para ir. Aquele final de semana com meu irmão e meu cunhado foi maravilhoso. Eles conseguiram diluir toda aquela tensão. Saímos para almoçar, jantar, passeamos no shopping. Eles me acompanharam nas consultas médicas, e com isso conseguimos dar uma trégua para minha mãe. Meu irmão também me acompanhou na retirada do dreno e dos pontos, cena que para ele não foi nada fácil, afinal, ele não gosta muito desses procedimentos médicos. Eu percebia no suor das suas mãos a sua aflição em presenciar todas aquelas coisas, mas mesmo assim, ele tentava me acalmar e trazer a paz que eu precisava. Estar com eles, mesmo que por pouco tempo, fez toda diferença para mim e para minha mãe que realmente precisava de um ombro para se apoiar e um momento para respirar.

Outro momento marcante nestes dias em São Paulo foi a visita inesperada de um casal muito amigo nosso, os queridos "Tio" Kenedy e "Tia" Iessa. Eles fazem parte do grupo de casais da igreja e trabalhamos juntos no EAC (Encontro de Adolescentes com Cristo). Estavam participando de um retiro perto dali e, na passagem por lá, fizeram questão de me visitar. Recebê-los naquele período tão cinzento e frio, tomado de tanta saudade, foi como receber um afago de Deus e um beijo de Nossa Senhora. Foi a confirmação do valor de uma família, do valor de termos amigos em Cristo.

No lar do Tio Marcinho e sua esposa, cercada de afeto, todos fizeram e fazem tudo por nós. Foi muito amor recebido e nenhuma palavra conseguirá expressar o que aquela família se dispôs a fazer.

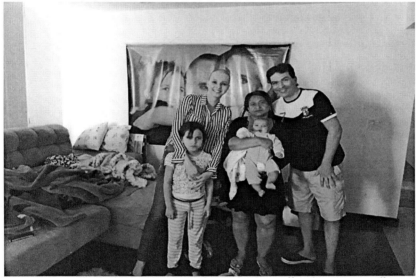

Imagem 32 – Despedindo de Viviane, Marcinho, Mel e Heytor (família que me acolheu em SP)

Ali recebi muitas curas também. Experimentei a cura de entender os meus limites, aprendi a reconhecer o que era meu e o que era do outro. Aprendi a não exigir de mim mesma, aprendi a não ser escrava do relógio, dos horários. Vivenciar a perda da minha autonomia e independência física durante o pós-operatório me fez curar do olhar de obrigação para com minhas tarefas diárias, passei a olhar com prazer e privilégio por ter saúde e poder realizar todas as minhas responsabilidades como mãe, esposa e mulher. Eu contava os dias para rever meu marido e filhos, contava as horas para o dia acabar e aqueles dias passarem mais rápido. A saudade corroía minha alma e, para não me deixar envolver nesse sentimento de dor, eu sempre tentava ocupar meu tempo e meus pensamentos. Tentei me divertir e fazer do "limão uma limonada". Com muito cuidado e seguindo fielmente todas as orientações médicas, passeamos pela 25 de março, Brás, fomos a supermercados, conhecemos muitos restaurantes e shoppings. Aproveitei também para me encontrar com uma colega do Colégio Marista que estava morando na cidade e há muito tempo não nos víamos. Enfim, tentei tirar proveito daquela situação na certeza de que seriam esses momentos que iriam permanecer em minha memória. Ao decidir criá-los, a minha espera pela passagem do tempo foi ficando mais suave.

A previsão de 30 dias não mudou, mesmo com o dreno e os pontos retirados, os médicos me pediram para ficar até o fim do prazo estipulado inicialmente. Eles mesmos queriam fazer a troca do curativo, pois era um procedimento muito minucioso, uma técnica que eu ainda não conhecia. Para superar a saudade e aguentar firme todos aqueles dias, resolvi enxergar tudo como o cuidado mais precioso de Deus.

Aquela vontade que eu tinha durante o tratamento de querer estar mais com meus filhos, me encorajava a lutar e a vencer. O sentido da vida está no objetivo a ser alcançado. Sair e dirigir com independência, autonomia e segurança, fazer as tarefas rotineiras sem nenhum desconforto, como uma simples ida ao supermercado, levar meus filhos para a escola, dar banho neles, cuidar das suas rotinas, sair com meu marido, viajar com minha família, foram coisas que me foram tiradas com o tratamento. E ao mesmo tempo me doía por não ter condições de realizar essas atividades naquele momento, essa privação foi também o que mais me incentivou a lutar, pois essas coisas eram o meu objetivo, aquilo a ser resgatado e alcançado.

O desejo de voltar a realizar essas "pequenas" coisas me encorajou a lutar contra a doença e contra os efeitos que o tratamento trazia. Ele me fazia mais forte e era olhando para a minha família que eu tirava força para reagir a qualquer desconforto, dor ou limitação. E desse modo, aquela frase: "Os filhos nos salvam de nós mesmas", fazia cada vez mais sentido. Antes eu fazia tudo com o tempo cronometrado, correndo para dar conta das outras coisas, hoje faço com prazer, com calma, curtindo cada minuto. Tudo aquilo que antes tinha o peso da obrigação, agora é gratificante ser feito. Agora as tarefas diárias passaram a ser prazerosas, pois ao contrário de reclamar, eu agradeço e vejo como uma oportunidade que Deus me dá de poder estar aqui e realizá-las com amor e mais intensidade. Hoje, olho para tudo com mais amor, agradecendo por poder fazer o que quer que seja, coloco Jesus à frente de qualquer ação minha, reconheço que quem conduz a minha vida é Ele, que Cristo morreu por mim. E tento reclamar menos, pois percebi que muito daquilo que consideramos "problema", pode ser o desejo mais real de alguém. Um exemplo: certo dia me peguei muito impaciente com meus filhos, eles brigando muito, super agitados, crianças em férias e sem muitas atividades para fazer. Briguei, gritei, liguei para o meu marido e reclamei muito dos meninos. Mas imediatamente me lembrei do quanto pedi a Deus para me devolver a possibilidade de estar ao lado deles, corrigindo, orientando. Que benção é ter esse tipo de "problema". Fiquei pensando naquelas pessoas que sonham em ter filhos, naquelas mães que perderam os seus, que "vivem com uma pata de elefante apertando diariamente seu peito". Então parei, agradeci por estar aqui e por eles terem saúde e vida com a minha vida.

Refleti no que poderia estar ocasionando todo aquele caos e percebi que aquilo não era problema algum, era apenas a VIDA. Concluí que aquele meu "problema" poderia ser o "desejo" de alguém. Pare e pense se você está com problema com seu chefe, agradeça, pois alguém nesse momento está querendo ter um emprego. Se sua amiga te traiu, agradeça, pois pode ser as mãos de Deus tirando essa amizade da sua vida por saber que não vale a pena. Se os filhos estão brigando, bagunçando, agradeça por simplesmente tê-los.

Hoje agradeço e vejo todas as obrigações e "chateações" do dia como uma oportunidade de fazer melhor, de ser melhor. Tento converter a energia da reclamação em ação, buscando uma maneira diferente de fazer as coisas para obter resultados diferentes.

A vida é muito tênue para perpetuarmos algo que não nos acrescenta. O amor é o melhor caminho. É importante entender que cada pessoa tem o seu próprio tempo, que cada um tem seus motivos para ser quem é, fazer suas escolhas e ter suas atitudes. Somos um poço desconhecido de vivências. E nesse poço há uma história de lutas que desconhecemos. Cada um tem suas batalhas, não há ninguém que não esteja lutando contra algo. E a minha batalha não é maior do que a do outro.

Não sabemos dimensionar a nossa dor, nem tampouco é possível muito julgar a dor do outro. Aprendi que a pior dor do mundo é aquela que EU estou sentindo, é aquela que VOCÊ está sentindo, cada um de NÓS tem a pior dor do mundo, pois é a NOSSA dor.

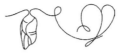

SURPRESA EXTASIANTE

Em meu 25º dia em São Paulo, conversando ao telefone com meu marido, ele percebeu que eu já estava no meu limite e me disse que iria para lá ficar aqueles últimos dias comigo para voltarmos juntos. Eu fiquei extremamente feliz com aquela notícia.

Porém, aquela programação que fizemos foi muito melhor do que eu imaginei.

No dia 18 de agosto, ele pegou o avião com destino a São Paulo com previsão de chegada às 18:00. Eu que estava contando os dias, passei a contar os minutos para rever meu marido. Estava muito ansiosa para reencontrá-lo, meu coração estremecia de saudade. Nesse dia, Meyrianne, sobrinha de Viviane, nos levou para passear no shopping com a intenção de diminuir minha ansiedade e preencher aquele dia esperando as horas passarem. Também encontrei mais uma vez com Rodrigo (meu amigo e professor de pilates que tinha me visitado no hospital), dessa vez, Nando (sócio de Rodrigo e também meu amigo íntimo) estavam juntos, fazendo um curso na cidade. Foi uma tarde deliciosa e leve ao lado deles, que são minha alegria e ativam minha vivacidade. Depois de passear bastante, voltamos para o apartamento do meu tio no final do dia, quando faltava pouco tempo para meu marido chegar. Chegamos no apartamento, e Marcinho (meu tio) já tinha saído para buscar Léo no aeroporto, ele sempre fazia questão de nos buscar e levar onde precisássemos, com o intuito de propiciar todo conforto possível para nos sentirmos em casa.

Fui para o quarto descansar um pouco esperando eles voltarem do aeroporto. Após alguns minutos, ouvi um movimento na sala, curiosa para saber o que estava acontecendo, fui para sala e tive a melhor visão que meus olhos já puderam ver! Ao abrir a porta do quarto, vi meu marido e, com ele, minha sogra e nossos filhos! Leo preparou toda essa surpresa pensando em cada detalhe de forma que eu não desconfiei nem um segundo da possibilidade de ele levar os meninos para São Paulo.

Ter os meus filhos ali foi como experimentar o Céu. A saudade deles já estava avassaladora. Foi sem dúvidas a melhor sensação da minha vida.

O cheiro,

o brilho nos olhos,

a pele macia,

o choro,

os sorrisos,

as gargalhadas,

as estripulias,

a rotina,

as responsabilidades.

Aquele foi o momento de resgatá-los, resgatar a minha vida, tudo que sou neles, com eles e por eles. Foi como segurar novamente as rédeas da minha própria vida. Chorando, eu mantive os olhos fixos neles, sem acreditar no quanto haviam crescido em tão poucos dias, no quanto estavam diferentes. Observar seus gestos, palavras, ouvir "MAMÃE" novamente aos pés dos meus ouvidos era tudo que eu mais queria. Num milésimo de segundo, pensei no quanto eu perdi, mas logo me ocorreu o quanto eu tinha ganhado. Ganhei, pois resgatei a minha saúde e minha vida para aproveitar os muitos anos que eu tanto sonhava viver ao lado deles. Estar novamente com a presença física de Léo foi como estar completa para eles.

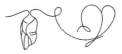

VISITA À NOSSA SENHORA APARECIDA

Antes de voltarmos para minha cidade, passamos um final de semana inteiro sob as bênçãos e proteção de Nossa Senhora Aparecida em seu Santuário. Não podíamos deixar de realizar esse sonho de estarmos juntos no altar do Senhor e no colo da Mãe. Léo programou essa nossa visita à cidade de Aparecida para agradecermos juntos e selar ali nossa gratidão a Ela, pois ele sabia do desejo que meu coração tinha de estar ali, todos juntos. Minha sogra foi nos acompanhando, e ainda posso sentir aquele seu abraço de mãe. Cássia é, sem dúvida, uma segunda mãe para mim, cuida de mim como verdadeira filha, sentir seu amor e seu cuidado com os meus filhos, meu marido e comigo foi o combustível que eu precisava.

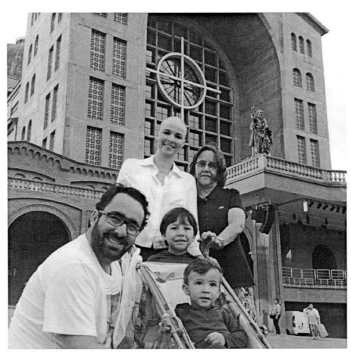

Imagem 33 – Viagem para Aparecida do Norte antes de voltarmos para casa – Léo, Pedro, Mateus e Cássia (minha sogra)

No dia 23 de agosto, retornamos para Montes Claros e ao chegar no aeroporto da nossa cidade, fui recebida com mais surpresas. Uma parte do meu exército estava me esperando no saguão do aeroporto, todas elas estavam usando lenços na cabeça e seguravam balões com os dizeres: "Amamos você", tudo pensado nos detalhes para me fazer sentir amada. Ahhh! E como sou! Minha tia Liliane, meu afilhado e também a minha avó paterna, vovó Zu, também estavam presentes. Vê-los ali, me esperando junto com minhas amigas, foi inacreditável. Pisar no chão da minha terra foi como aterrissar em solo sagrado. Estar naqueles colos, naqueles abraços, sentindo todo aquele amor, era tudo que eu precisava para me reabastecer e continuar seguindo a trajetória do tratamento.

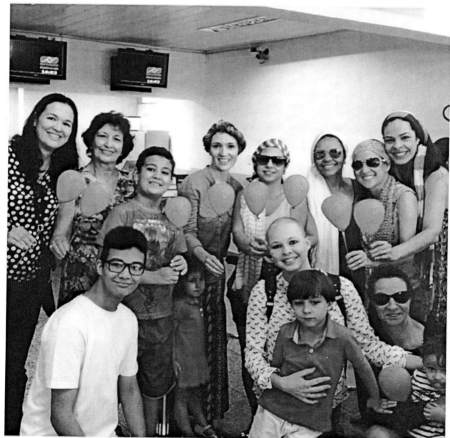

Imagem 34 – Recepção no aeroporto ao chegar em minha cidade

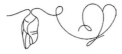

CONTINUAÇÃO DO TRATAMENTO

Agosto 2016 - O tratamento seguiu, e depois da cirurgia, eu fiz mais 3 quimioterapias, totalizando 7. Logo depois dessas sessões, já iniciei a terapia alvo, que eram aplicadas de 21 em 21 dias e também já iniciei a radioterapia. Um tratamento intenso, sem pausas, sem descanso. Toda medicação (quimioterapia e terapia alvo) foi intravenosa. Como foram muitas aplicações, minhas veias do braço começaram a sentir este impacto e aquelas últimas medicações foram bem doloridas. Nessa fase de dificuldade de acesso venoso, recebi a ajuda de dois grandes amigos, Rilder e sua esposa Marina. Eles trabalham num laboratório de exames da minha cidade e fizeram questão de levar a melhor tecnologia para me ajudar na punção das veias. Saia do seu trabalho e ia pessoalmente no Hospital Oncovida levar esse aparelho, que era como um ultrassom portátil que localizava a veia mais calibrosa, para me ajudar com o mais nobre amor da amizade. Isso facilitava a visualização dos enfermeiros para fazer o acesso e, consequentemente, me dava mais conforto neste momento. Mais uma vez, experimentei o amor de Deus nos detalhes. E foi assim em cada dificuldade: Ele colocava seus melhores anjos ao meu lado.

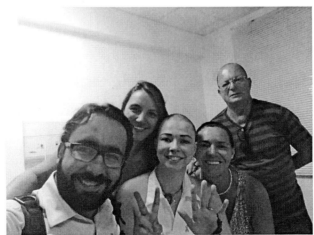

Imagem 35 – Sétima quimioterapia, a última após a cirurgia

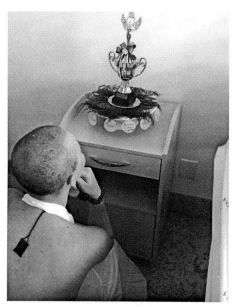

Imagem 36 – Comemorando e agradecendo a Deus por ter finalizado a fase das quimioterapias. Tudo organizado por Lara Ataíde

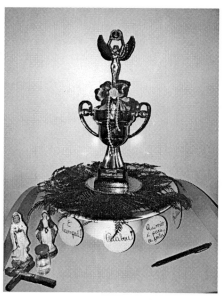

Imagem 37 – Troféu feito por Lara Ataíde para findar essa etapa do tratamento que ainda iria seguir

Radioterapia

Em outubro de 2016, iniciei as radioterapias, para essa fase do tratamento fui encaminhada a uma equipe especializada, em um outro hospital. Uma equipe maravilhosa que me recebeu com muito amor, respeito e atenção. Nunca tinha entrado numa sala de radioterapia, por isso a ansiedade bateu à minha porta. Algumas pessoas me falavam que era tranquilo e que eu não teria reações como na quimioterapia. Lá chegando, fui recebida por Flávia Daniela (Flavinha), esposa de um grande amigo e ex-colega do Colégio Marista, Marlon, que até então eu não a conhecia. Ao entrar em seu consultório, recebi dela todas as orientações, e senti uma paz inigualável, sua voz doce e calma me tranquilizou.

Ela fez questão de me receber juntamente com outra colega enfermeira, uma mulher tranquila e acolhedora, Camila (ela foi aquela enfermeira que tinha levado aquela rosa na minha primeira quimioterapia, a pedido da minha amiga Izabela). Enfim, naquele primeiro contato com a equipe da radioterapia, tanto Flávia quanto Camila voltaram totalmente a atenção para as minhas necessidades. Senti muito amor e acolhimento naquele momento. Deus sempre preparando cada pessoa para mim. Elas me deram todas as explicações sobre como seriam as sessões, me levaram para conhecer as máquinas e todo aquele ambiente. Eu e Léo ficamos encantados com a estrutura e com a tecnologia da radioterapia. Logo depois, fui encaminhada para a médica radio-oncologista que iria assumir o meu caso: Dr.ª Maíra, outra pessoa sensível, calma e que me passou muita segurança. Ficamos bastante confiantes e ali iniciei as sessões de radioterapia, que aconteceram diariamente, de segunda a sexta-feira, num total de 28 sessões. Cada sessão durava entre 12 e 15 minutos, eram bem rapidinhas. Entrava na sala sempre com um terço nas mãos. Era necessário tirar toda a roupa e vestir uma camisola. Depois de ser posicionada, todos saíam da sala e lá eu ficava sozinha. Eu e aquela máquina, a qual apelidei de Gertrudes (nome aleatório). Minha amiga Gê, por vezes eu até conversava com ela, afinal, éramos apenas nós duas naquela sala. Ela era a tecnologia que Deus havia preparado para eu alcançar minha cura. E aquilo me deixava deslumbrada e ao mesmo tempo muito segura, pois imaginava todo tempo que se levou para que fosse desenvolvida. Todos os dias eu imaginava os raios de cura que Gê estava enviando para mim e rezava o terço da Misericórdia enquanto ela fazia sua função. Muitas vezes, Gertrudes acabava seu trabalho antes mesmo que o terço terminasse. E ali se fez uma linda "amizade" entre nós duas. Todos os dias, agradecia a ela pelo bem que estava me fazendo, agradecia ao inventor daquela tecnologia e a todos os estudiosos e cientistas que trabalharam duro para evolução da ciência em prol da vida. Agradecia por tantas vidas resgatadas. Naqueles minutos ali deitada eu aproveitava para estar em oração. Eu olhava para aquela máquina e associei a radiação que ela emitia aos raios da misericórdia de Deus, Gê passou a ser para mim a imagem de Jesus misericordioso. Eu visualizei a misericórdia me alcançando em cada um daqueles dias.

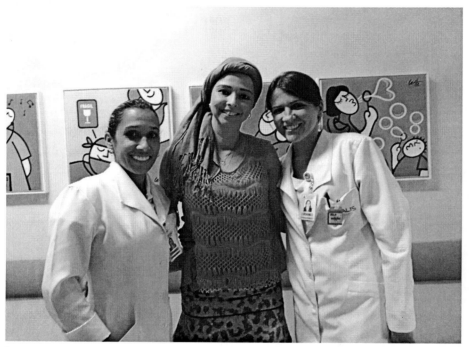

Imagem 38 – Recepção na radioterapia com Camila e Flavinha

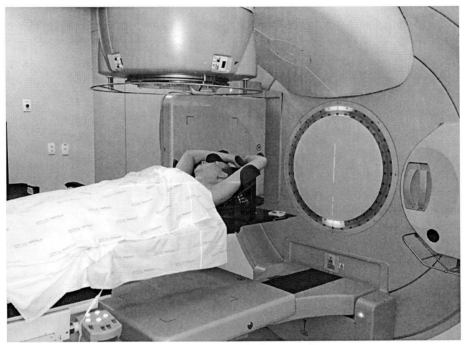
Imagem 39 – Com minha amiga, Gertrudes (GÊ), a máquina da radioterapia

Finalização da radioterapia

Finalizei a radioterapia um dia após o meu aniversário de 33 anos, no dia 14 de dezembro. Iniciar meu novo ano com a finalização de mais uma etapa do tratamento foi muita bênção! O primeiro dia dos meus 33 anos foi regado de graças, pois mais uma etapa foi concluída! Ouvi da minha amiga e técnica da radioterapia, Flavinha, a seguinte frase: "Mila, sua reação à radioterapia é motivo de testemunho. Com 11 anos de trabalho na área, eu nunca vi uma mama reagir tão bem como a sua reagiu", e completou: "Isso é milagre Mila, isso é Deus!". Ao receber alta da radioterapia, a minha médica, Dr.ª Maíra disse: "Você reagiu muito bem, por ser muito clara, esperei que fosse ter reações na pele, mas você não teve NADA!". E no silêncio do meu coração, minha alma gritou: "Obrigada, meu Deus! Serei testemunha viva do seu amor! E vou sim, proclamar e glorificar o seu nome aos quatro cantos do mundo!".

Terminei a última sessão e me despedi de Gê dando-a um abraço e agradecendo por tudo. Meu "monólogo" com ela foi falando para ela seguir seu propósito de curar os pacientes que chegarem a ela, e disse: "Gê, eu torço para que sejam poucos, mas que esses poucos que chegarem até você sejam totalmente curados!". Essa foi minha oração de despedida! E ao final, gritei: "Tchau, Gê! Fica bem aí, mas... NUNCA mais quero te ver! Foi bom enquanto durou, tchau, tchau, tchau, até nunca mais!".

Ao sair da sala de radioterapia, me deparei com mais uma surpresa preparada por Lara, ela colocou cartazes e bandeirolas no corredor da radioterapia, tiramos muitas fotos com toda a equipe e comemoramos muito o término de mais aquela fase do tratamento. Fui colhendo as curas a cada dia, passo a passo, fase a fase.

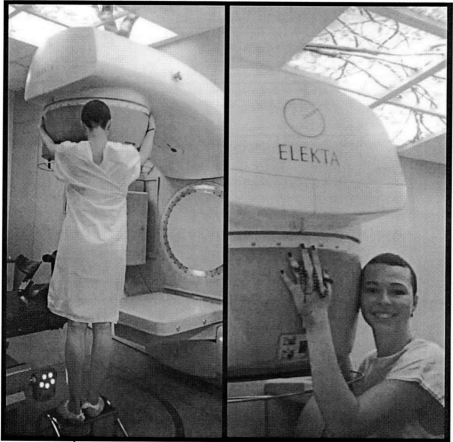

Imagem 40 – Última radioterapia

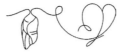

OS FILHOS NOS CURAM DE NÓS MESMAS

Já disse que uma das angústias que mais fortemente acometeram meu coração foi a forma como meus filhos iriam lidar com tudo que estavam presenciando durante o meu tratamento. Um tratamento de câncer é muito pesado, modifica toda a rotina da casa e os hábitos da família. É impossível as crianças não perceberem que algo diferente está acontecendo. Desde o início, eu ficava tentando achar uma maneira de falar e explicar tudo para eles. E da mesma forma que relatei ter feito com o processo da cirurgia, tentei deixar cada fase, cada dia mais leve para eles. Mesmo Mateus ainda sendo um bebê de um aninho, eu pensava muito em como tudo aquilo poderia marcá-lo. Pedro já entendia e questionava algumas coisas, então com ele foi mais difícil. No início, eu tive uma necessidade extrema de explicar tudo para ele. Pensava que era melhor eu prepará-lo para todas as mudanças que iriam ocorrer. Isso que me fez muitas vezes me exceder explicando os fatos antes mesmo deles acontecerem ou falando a verdade absoluta, me esquecendo de que ele era uma criança. Um fato que me marcou muito foi a minha aflição para contar a ele que meu cabelo iria cair. Naquele momento, assim que soube que teria que fazer quimioterapia e, consequentemente, que meu cabelo cairia, fiquei extremamente preocupada em como meus filhos iriam lidar com aquela nova imagem. Então pensei em prepará-lo para tudo que iria acontecer. Conversei com Pedro, falando que eu estava com um dodói no peito e que esse dodói iria me fazer ficar careca. Percebi que ele tinha ficado ansioso depois daquela conversa, pois todos os dias ao acordar, a primeira coisa que ele fazia era ir até o meu quarto, me olhar atentamente e perguntar se eu já tinha ficado careca. Nessa fase, lembro que recebi uma visita muito especial de Diana, uma amiga muito querida e amada que é psicóloga infantil, percebi naquela visita o cuidado de Deus comigo e com os meus. Contei para ela o que estava acontecendo, ela me explicou que eu precisava achar um equilíbrio nas palavras e formas de me comunicar com os meninos. Tranquilizou-me dizendo que eles não tinham a total compreensão das coisas, nem noção do tempo, ou seja, para ele com aquela idade, não sabia entender a diferença entre agora, daqui a pouco ou amanhã. Por isso, ao falar que iria ficar careca, ele já começou a sofrer pensando que a qualquer momento isso iria acontecer, o que desencadeou aquela ansiedade.

Após aquela visita e muitos conselhos de Dí, eu tentei procurar deixar tudo mais leve, falando para Pedro apenas aquilo que ele queria saber e quando me questionava, sem dar muitas informações do que ainda estava por vir, e o principal: sem a sensação de estar mentindo para ele. Nos dias que antecederam a queda do cabelo, eu já comecei a usar os lenços para ele ir se acostumando com a nova imagem que eu adotaria. Mas tudo isso serviu para me mostrar aos poucos que era o meu estado emocional que se refletia neles, muito mais do que o físico. Se eu me achasse bonita, me sentisse bem com aqueles lenços e tal, isso os afetaria de forma positiva. E foi assim que eu percebi o quanto os filhos nos transformam e nos fazem melhores, por eles eu lutava para permanecer emocionalmente bem. Percebi que aquela ansiedade era minha e não dele. Eu precisava ficar bem para transpor aquela paz para ele também. Com eles, eu era exigida a me manter forte, segura, corajosa. Eles enxergavam a minha alma, e não o meu físico ou o que eu falava. O primeiro desafio foi a perda do cabelo. Mas depois vieram em sequência várias mudanças: o emagrecimento, a indisposição, a fraqueza, a falta de apetite, os enjoos, a indisposição. Mas tudo que foi acontecendo eu tentava deixar mais leve. E nos dias em que eu estava bem, aproveitava para proporcionar e deixar recordações mais agradáveis para eles. Para os cuidados e demandas com os meninos, eu tive a sorte e a graça de encontrar alguém que os ama. Brenda, a nossa babá, foi um presente enviado por Deus para nossa família. Ela foi a paz e segurança que eu tive para atravessar esse deserto sabendo que os meninos estavam sendo cuidados e amados. Muito mais do que uma funcionária, Brenda é uma filha para mim. Uma menina dos olhos brilhantes que exala cumplicidade, solicitude, verdade. Saber que ela estava a todo momento providenciando todo o necessário para eles, me dava paz para seguir fazendo tudo que eu precisava fazer. Além disso, ela foi a minha fiel escudeira nas ideias para nos divertirmos, criando momentos descontraídos para eles. Íamos para a pracinha, jogávamos bola, escorregávamos nos brinquedos, andávamos de bicicleta, fazíamos piquenique, nos divertíamos bastante juntos naqueles dias em que os efeitos do tratamento estavam mais brandos. Aprendi a aproveitar cada momento adaptando cada atividade às minhas condições físicas. Ter uma rede de apoio como a que eu tive foi o que me proporcionou tempo e tranquilidade para as curas que eu precisava alcançar.

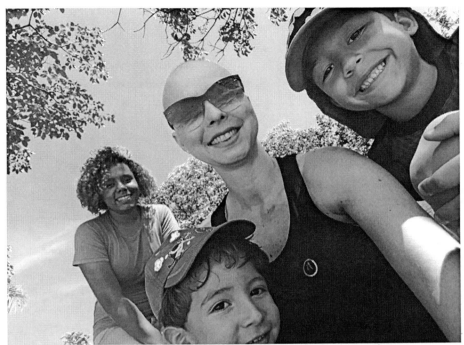
Imagem 41 – Brincando com meus filhos e Brenda na pracinha do meu bairro

Durante a radioterapia, também houve percalços. Esse tratamento é uma radiação que pode causar uma espécie de queimadura na pele. Para evitar e diminuir esses riscos são necessários muitos cuidados diários, como: deixar a pele mais ventilada e íntegra possível, evitar sol, hidratar. O ideal é ficar o máximo de tempo sem roupa em contato com o local que recebeu a radiação para evitar atrito com a pele que está extremamente sensível. Os meninos achavam aquilo estranho, imaginem ver sua mãe o tempo todo andando pela casa sem blusa. A solução que eu encontrei para essa fase foi brincar de índio. Um dia Pedro me perguntou por que eu estava pelada. Lembrei-me então dos povos originários e o chamei para brincar de índio. Falei que a mamãe estava querendo se transformar numa índia e assim consegui deixar aquela cena mais lúdica para eles. Fizemos juntos o cocar para colocar em nossa cabeça e fizemos várias brincadeiras. Aprendi a deixar as coisas mais leves por eles, para eles e com eles. Aprendi com eles a não valorizar a dor, aprendi a valorizar os sorrisos que conseguimos arrancar um do outro com essas brincadeiras. Assim, meus filhos foram me salvando dia a dia dos medos, da dor, da fraqueza, dos enjoos, da falta de energia.

Outro dia, quando já estava na fase da Terapia Alvo, deitada na minha cama após ter recebido a medicação, muito fadigada e com falta de apetite, fui surpreendida por aquela voz doce e pura daquele bebê que ainda estava aprendendo a falar (Mateus com dois aninhos). Ele entrou no meu quarto segurando alguns pães de queijo numa cesta de pão, me dizendo: "qué pão de queijo, qué?"; eu olhei para ele muito enjoada e disse: "oh, meu amor, muito obrigada mas mamãe não vai querer não". Insistentemente ele subiu na minha cama, colocou a cestinha com os pães de queijo entre nós dois e disse: "come mamãe, só um?". É claro que eu não resisti com aquele bebê tão pequenino olhando para mim com os olhinhos de amor, insistindo para eu comer um pão de queijo. Comi aquele pão de queijo por ele, e foi como tirar com a mão todo aquele enjoo. Depois daquele pão de queijo, me levantei e fomos brincar. Percebi ali mais uma vez, como "os filhos nos salvam de nós mesmas". Eu olhava para eles e encontrava o meu real motivo para reagir a cada dificuldade encontrada no dia.

Percebi o quanto todo esse meu esforço foi válido, pois hoje quando eu os pergunto algo sobre esse período eles não se lembram de nada pesado ou difícil. Só contam sobre os momentos alegres que vivemos. Acredito que eu consegui alcançar o meu objetivo em não deixar marcas de dor e/ou sofrimento neles, mas a certeza de muitos ensinamentos.

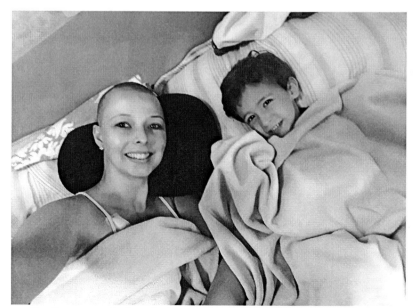

Imagem 42 – Recuperando da quimioterapia com meu pequeno Mateus

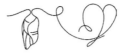

DESAFIO COM O PLANO DE SAÚDE

Janeiro de 2017 - O ano começou com alguns desafios. Fui comunicada de que eu não poderia mais tratar com a Dr.ª Príscila no Hospital Oncovida, pois o plano de saúde havia descredenciado ela e simplesmente não iam mais autorizar a continuidade do meu tratamento com ela. Recebi essa notícia um dia antes da minha medicação, quando a enfermeira-chefe me transmitiu a informação de que o plano de saúde não havia autorizado a medicação. Ao chegar no hospital para esclarecer a situação, o clima no Oncovida estava pesado, todos com olhares apreensivos, tensos, sem saber o que iria acontecer.

Para entender esse capítulo é necessário voltar um pouco na cronologia.

Em agosto de 2016, o plano de saúde decidiu romper com o credenciamento da Dr.ª Príscila. Na época desse descredenciamento, todos os pacientes da Dr.ª Príscila foram comunicados que a partir daquela data ela não fazia mais parte do corpo de oncologistas do plano. Porém, em reunião convocada pelo próprio plano, foi garantida a continuidade a todos os pacientes que estavam em tratamento com ela. Esclareceram que os pacientes assistidos por Dr.ª Príscila não iriam precisar mudar de médica, nem de local da aplicação da quimioterapia, pois teríamos a segurança de continuar nossos cuidados com ela. No momento dessa reunião, uma das pacientes que estava lá interrompeu a fala do gestor e pediu um documento por escrito deles garantindo que isso seria cumprido. Nesse momento, o gestor do plano ficou surpreso com aquela colocação e se queixou que nós (pacientes) estávamos desconfiando da palavra deles. Bateram no peito afirmando que iriam cumprir aquilo, reafirmando o que nos haviam prometido e que por isso não precisávamos de documento. A reunião foi encerrada e todos nós pacientes saímos dali com aquela esperança de que iria ficar tudo bem.

Porém, passaram-se cinco meses daquele encontro e tudo mudou, como comecei falando, um dia antes da minha medicação, me desesperei com aquela noticia, pois interromper o tratamento poderia ser fatal para mim. Meio perdidos, meu marido e eu fomos ao plano de saúde para buscar esclarecimentos, pois aquela informação era totalmente contraditória ao que nos tinha sido garantido há alguns meses.

Ao chegarmos lá, um dos gestores, que inclusive estava presente na reunião em agosto, nos recebeu e, após nos escutar, falou com frieza que era aquilo mesmo, que a lei da ANS dava respaldo à conduta deles em não mais autorizar meus medicamentos e consultas com a Dr.ª Príscila. E continuou dizendo que se eu quisesse seguir fazendo o tratamento com a cobertura do plano, que eu teria que mudar de médica e de hospital. Sugeriu, com toda indiferença, a pegar o meu prontuário do Hospital Oncovida e transferir para o outro serviço credenciado, pois no Hospital Oncovida e por Dr.ª Príscila, eu não teria mais a cobertura pelo plano de saúde.

Aquilo foi o maior descaso que eu já senti como pessoa. Uma sensação de ser vista apenas como moeda de mercado. Percebi ali o quanto aquelas pessoas viam o paciente como apenas um papel que proporciona retorno financeiro a eles. Senti-me abusada emocionalmente e extremamente aflita. Eu tentava argumentar e eles só falavam que estavam resguardados pela lei. E eu me perguntava que lei é essa que não enxerga o paciente? Que lei é essa que não consegue perceber a repercussão disso para nós usuários dos planos de saúde? Como essas pessoas conseguiam dormir tranquilas sabendo que tantos pacientes seriam prejudicados? Percebi ali naquela conversa com aquele gestor que a cura principal que precisa acontecer no mundo é a cura nos corações das pessoas, aquela cura de amor ao próximo, de se colocar no lugar do outro, de fazer pelo outro o que queremos que façam por nós: empatia e compaixão!

Imaginar tratar em outro lugar, com outra equipe médica, destruía aquela ponte de segurança que foi construída com muito zelo, a sensação que tive foi de estarem tentando destruir toda aquela relação médico-paciente construída com muita sutileza e cuidado. Uma relação que ninguém consegue mensurar a sua importância e repercussão na vida do paciente. Porque não é somente sobre ser médica; é sobre SER, ser humano. Não é sobre ser oncologista; é sobre saber lidar com a vida diante do câncer. Não é sobre a estrutura de uma clínica; é sobre o cuidado e amor em cada detalhe. Não é sobre medicação; é sobre cura através das palavras. Não é sobre pessoa; é sobre ser iluminada. Não é sobre tratamento oncológico; é sobre tratamento físico, espiritual e emocional! Não é sobre prontuários; é sobre encontro de almas, sobre saber as minúcias e segredos que escondemos em nossos corações, sobre cada bênção que recebemos dela, em cada "bom dia" com alegria e gratidão à vida. É sobre receber os cuidados de alguém que sabe o valor da vida, que zela por você, que luta com você, que é ungida pelo Espírito Santo de Deus e por isso tem o poder e graça de nos curar com suas palavras, com seu dom, com sua missão de médica. É sobre nos devolver a saúde plena, a vida, a esperança!

Eu não sou prontuário, eu não sou um papel! A médica que já me conhecia e sabia todos os detalhes do meu quadro e história era ela. Essa mudança, nessa altura do campeonato, seria devastadora! "Não queiram me fazer trocar", era o grito que ficou preso em minha garganta. Isso era impossível para uma paciente que já tinha tido a graça de conhecer e receber o milagre da cura através das mãos desse ser de luz que é Dr.ª Príscila.

Essa notícia foi mais um desafio em meio a esse percurso. Nesse momento, fui testada a resistir e seguir fazendo o que me trazia segurança. Foi uma fase em que exercitei verdadeiramente o meu propósito. Em que tive a chance de ser fiel a mim mesma e seguir o meu coração, mesmo com todas as improbabilidades. Era mais uma vez uma tentação na travessia daquele deserto para me tirar o foco. Essa fase foi muito difícil, pois além da angústia pela imposição de trocar de médica e local do tratamento, eu também tinha a preocupação com o abalo financeiro que eu iria causar na minha família caso eu insistisse em permanecer fazendo o tratamento com a Dr.ª Príscila, sem a cobertura do plano. O fato de já ter optado por fazer a cirurgia particular em São Paulo pesou muito para nós financeiramente. A única saída que acalmava meu coração, mas abalava a minha razão, era de fazer as quimioterapias de forma particular, pois o plano já havia se posicionado em não arcar mais. Ainda estávamos pagando as despesas da cirurgia quando surgiu essa questão e o tratamento oncológico não pode esperar, é uma corrida contra o tempo. As minhas medicações tinham dia certo para serem realizadas, qualquer atraso no tratamento poderia gerar sérias e irreversíveis complicações. O câncer não espera!

E meu coração só me dizia para eu não trocar de médica.

A cura não é só física, a cura está muito longe de ser apenas através de quimioterápicos, remédios, procedimentos. E foi nesse capítulo da história que tive que exercer meu mais nobre amor próprio, e mesmo que me custasse muito financeiramente, a minha paz interior era infinitamente mais cara. Para isso, eu precisei reafirmar a minha necessidade diante de todos: meu marido, meus pais, meus familiares, amigos, enfim, de todos ao meu redor. Vi-me realmente nadando contra a maré naquele momento. Ninguém conseguia me entender, todos pensavam "Qual o problema em trocar de médica? É só o medicamento!". Em nenhum momento eu os julguei porque talvez, estando no lugar deles, eu também pudesse pensar assim. Porém, era a minha vida que estava sendo ameaçada. Aquele era um tratamento em que eu deveria estar TOTALMENTE SEGURA E CONFIANTE para receber. Lembrei de um fato que aconteceu na quarta quimioterapia e que me fez seguir com aquela decisão de não mudar de serviço. Eu tive uma reação bastante séria durante a aplicação e experimentei a segurança de estar sendo assistida por uma equipe preparada e de excelência para reverter qualquer situação imprevista. O pensamento que me movia era: "É minha vida, minha saúde, estou tratando de uma doença que me ameaça. Caso algo saia fora do planejado, isso pode me tirar daqui, dos meus filhos, da minha família". Arriscar mudar aquele trajeto que estava dando certo era muito difícil para mim. Porém, pensava também: "Mas não é barato, é uma medicação muito cara, uma realidade que não me pertence". Mas aí uma voz gritava forte em meu coração: "Lute por você mesma! Ninguém te ama mais do que Eu! Faça o que te fará se sentir em paz e segurança! Pode ir, Eu irei providenciar!". E mesmo que por outro lado eu pensasse: "De onde você vai retirar esse dinheiro, Camila?", aquela voz gritava novamente no meu peito, como leão urrando dentro de mim: "Não desista de você, o que está em jogo é a sua vida!".

Decidi me entregar àquela voz. Eu nunca tive tanta coragem e pulso, nunca tinha experimentado tamanha voracidade para tomar e seguir com uma decisão e vontade somente minha, indo contra a opinião de todos, inclusive da Dr.ª Príscila, que sabendo do valor alto que é uma medicação particular e pensando em toda repercussão que aquele investimento poderia causar em minha família, também me sugeriu ir para o outro serviço, mas quando ela me disse aquilo, eu não aceitei, passei por cima da sua opinião também e impus meu desejo. Eu não ia conseguir mudar de médica, isso era fato. Não existia essa possibilidade e só de imaginar aquilo, eu me tremia toda por dentro, já me sentia perdendo as forças para prosseguir.

Foi então que decidi abrir meu coração e, após conversar abertamente com meu marido, ele conseguiu me entender e não largou minha mão, percebeu que realmente não teria outra possibilidade para o meu coração, a não ser seguir meu tratamento com a Dr.ª Príscila, mesmo sendo particular. Mais uma vez tive o apoio da nossa família e amigos nos ajudando financeiramente e Deus realizou mais uma vez o impossível em nosso viver. Com essas colaborações, eu tive o tempo necessário de providenciar a minha portabilidade de plano de saúde, sem carências. Essa foi a saída que tive para continuar sendo assistida no Hospital Oncovida. Depois de algumas medicações pagas por nós, consegui mudar de plano e continuar sendo coberta pelo benefício desse novo plano de saúde.

ALÉM DA CURA FÍSICA

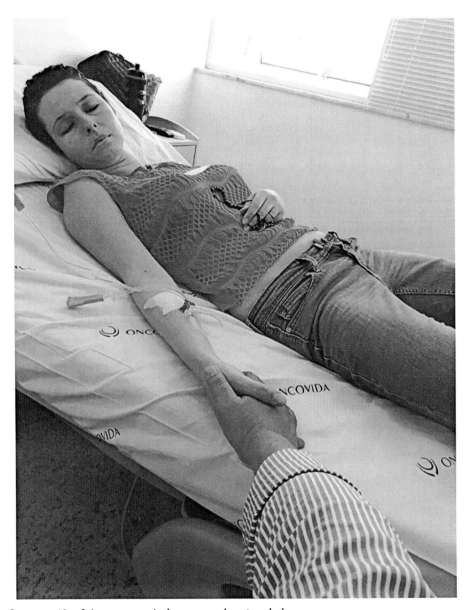

Imagem 43 – Léo e eu, seguindo sempre de mãos dadas

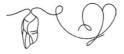

SOBRE PERDOAR

Nesse período, eu precisei exercer o perdão àqueles gestores que me trataram com tamanha frieza. "Perdoai as nossas ofensas assim como nós perdoamos a quem nos tenha ofendido".

Na oração do "Pai Nosso", Jesus nos ensina a rezar ao Pai clamando pelo seu perdão. Porém, antes de qualquer coisa, temos que perdoar a todos que nos ofenderam e nos magoaram. Muitas vezes queremos o perdão de Deus, mas não perdoamos. Perdoar é um ato divino. É a cura da alma. Perdoar é não julgar. É compreender que cada um tem seus motivos para ser quem é e fazer o que faz. Perdoar é não permitir que os atos dos outros nos façam mal. É entender que ninguém nos fere sem antes permitirmos. É não aceitar que a dor permaneça, que nos consuma. É saber que, como diz Padre Fábio de Melo: "O ódio que se guarda vai matando só quem sente". A outra pessoa, muitas vezes, nem sabe que você guarda aquela mágoa dela e segue sua vida, mas esse sentimento vai te consumindo. O perdão cura. O perdão cicatriza. A "mágoa mascarada" também corrói a alma. Chamo de mágoa mascarada aquela que, pelo tempo transcorrido, achamos que perdoamos, mas aquela ferida está latente, quando menos se espera, percebe-se que ainda está aberta.

Essa reflexão é para dizer que foi através dessa questão com o plano de saúde que eu pude exercitar o perdão. Pois, com o ocorrido, eu fui julgada, fui prejudicada financeiramente, fui abalada emocionalmente, fui questionada. Todavia, como já disse, algo muito mais forte do que eu me fez seguir e lutar pelo meu desejo. Algo que nem eu mesma consigo entender. Precisei colocar um ponto final em toda aquela história, e perdoar seria o melhor caminho. Perdoar é deixar seguir, é permitir que esse sentimento da mágoa não nos domine e nem permaneça em nós. Eu precisei perdoar os gestores do plano de saúde e deixá-los seguir, sem trazê-los para perto de mim através da mágoa - e esse episódio me fez refletir também sobre outros perdões que eu deveria realizar em meu coração. Soltei e deixei sair de mim todos aqueles sentimentos ruins que poderiam estar me adoecendo. Hoje, não sinto mais aquela dor que eles me causaram, porque o perdão cura. E aquela cura me trouxe a certeza de nunca deixar de lutar pelos meus direitos e meus desejos mais íntimos, na confiança de que o impossível será realizado por Aquele que TUDO PODE!

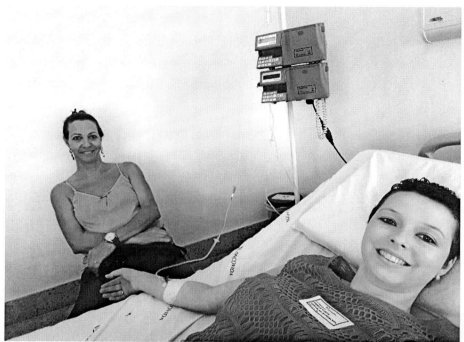

Imagem 44 – Minha mãe me acompanhando durante as sessões de Terapia Alvo

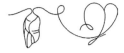

UM CHAMADO DE DEUS

Em fevereiro de 2017, eu já estava fazendo apenas as terapias alvo, que eram bem tranquilas, quase sem nenhuma reação, e isso me possibilitava ir voltando às minhas tarefas e atividades aos poucos. Em uma das consultas mensais com a Dr.ª Príscila, externalizei a ela sobre a minha vontade de me especializar e aprofundar nos conhecimentos da área de oncologia. O que me provocou esse desejo foi a dificuldade que senti, durante o meu tratamento, em encontrar um colega fisioterapeuta com o perfil e capacitação em oncologia que eu precisava para cuidar de mim. Não era somente sobre saber realizar os procedimentos e conhecer os recursos da fisioterapia indicados para o meu caso. Eu sentia falta de ter alguém que me escutasse, que soubesse com profundidade e embasamento todas as fases do tratamento oncológico, que entendesse todas as peculiaridades e minúcias que aquele processo estava causando em mim. Alguém para me oferecer segurança e confiança. Alguém para me ajudar a seguir aquele caminho com o mínimo de sequelas possível, alguém para melhorar minha qualidade de vida em todos os aspectos que o tratamento oncológico compromete. Por esse motivo, comecei a pesquisar cursos e atualizações na área da fisioterapia oncológica. O que foi muito difícil, pois eram poucas as opções, por ser uma área de atuação relativamente nova dentro da fisioterapia.

Como estava indo muito a São Paulo por causa do tratamento, percebi que lá essa abordagem já fazia parte do tratamento. Nós, pacientes, éramos encaminhados a toda equipe multiprofissional imediatamente após o diagnóstico, pois entendia-se que assim as sequelas e complicações eram amenizadas e, muitas vezes, prevenidas. Trabalhavam com a prevenção. Em minha cidade ainda não existia um serviço organizado de equipe multiprofissional. Os fisioterapeutas, além de não serem inseridos nesse grupo, ainda se mostravam inseguros quanto às condutas e técnicas a serem utilizadas nos pacientes oncológicos. E foi percebendo a falta de tudo isso aqui que pensei na possibilidade de avançar na excelência e integralidade do tratamento oncológico para os pacientes da nossa região.

Conversei muito com meu marido sobre essa minha vontade. Ele muito apreensivo, demonstrava preocupação em como eu iria lidar com a carga emocional da área de oncologia, afinal, eu ainda estava fragilizada e tratando. E depois de dias conversando e pensando em tudo que vivi, decidi que iria mesmo seguir esse caminho, pois senti na pele o potencial e os benefícios que a fisioterapia oncológica proporcionava ao paciente.

Foi em uma das consultas prévias para a medicação da terapia alvo que eu contei à Dr.ª Príscila sobre o meu desejo de voltar a trabalhar e de me especializar em oncologia. Lembro-me que no primeiro momento ela ficou extremamente feliz, concordando com todo meu olhar e percepção sobre a importância do fisioterapeuta e a falta desses profissionais especializados no mercado. Mas, logo em seguida, ela também teve a mesma preocupação que o meu marido. Me questionou como eu iria lidar com as questões que o tratamento traz para nós profissionais e me alertou sobre a contratransferência.

Mas eu estava determinada em virar o jogo daquela situação. Estava vivenciando toda dor, todo trauma e cada limitação de um tratamento longo e duradouro (sim, o câncer, mesmo quando acaba, deixa suas marcas, por isso é duradouro). Estava passando por aquilo e percebendo a cada dia que o fisioterapeuta é exatamente aquele especialista que ajuda o paciente oncológico a atravessar a tempestade, oferecendo-o recursos para atravessar esse caminho sem sequelas. E era isso que eu queria, ofertar aos meus pacientes aquilo que eu, como paciente oncológica, gostaria de ter recebido da fisioterapia. E exatamente por conhecer esse caminho e por saber onde tem pedras, atalhos, abrigo, é que eu poderia ajudar ainda mais aqueles que a mim confiassem seus cuidados.

Após essa conversa, a Dr.ª Príscila, percebendo esse meu olhar para a fisioterapia oncológica, me fez o convite mais espetacular da minha vida: ela me ofereceu um consultório dentro do Hospital Oncovida para eu atender os meus pacientes! Convidou-me para fazer parte do corpo clínico de profissionais do Hospital Oncovida! Eu seria um daqueles que eu tanto admirava. Foi inacreditável a sensação de receber aquele convite. Iria fazer parte daquela equipe que ainda estava cuidando de mim. E quanta responsabilidade senti por isso e também quanto amor percebi em cada um quando souberam dessa notícia! Uma gratidão indescritível a Deus tomou conta de mim naquele momento.

Mais uma vez eu experimentei ali o amor de Deus e os planos d'Ele para a minha vida. Constatei que Seus sonhos são muito maiores do que os meus. Começava ali uma nova história, uma nova vida, a vida após o câncer.

Imediatamente após aquela conversa, subi para um dos quartos do hospital para receber mais uma dose da medicação da Terapia Alvo. Passei aquela sessão emocionada e agradecida a Deus. Ali fiz muitos planos, comecei a estudar e me aprofundar na oncologia, mergulhei fundo naquele universo. Escolhi dar a mão à Oncologia porque senti na pele cada sintoma, experimentei todos os riscos e sequelas do tratamento. Eu poderia aproveitar a oportunidade de estar sempre em São Paulo para consultas e também fazer cursos e atualizações, passei todo o tempo da medicação planejando aquele novo projeto profissional para mim.

Posteriormente, iniciei uma pós-graduação em Fisioterapia Oncológica. Fui em busca de recursos seguros que a minha profissão teria, a fim de ofertar conforto e VIDA com qualidade aos pacientes oncológicos. Eu sabia que a Fisioterapia tinha muito a oferecer. Pensei primeiramente em ajudar, mas hoje sinto que sou eu a ajudada. Em cada paciente que eu atendo, eu continuo sendo curada. Em cada história que eu escuto, sou relembrada dos milagres, poder e unção de cura de Deus. Quanto aos cuidados paliativos, sou questionada muitas vezes como consigo lidar com a morte. Hoje posso afirmar que trato, acolho e olho para todos ao meu redor com esse cuidado que o paliativo nos pede, pois para mim, todos nós estamos paliativos. Afinal, não temos nenhuma garantia de quanto tempo ainda temos aqui. E com relação à finitude, digo apenas uma coisa: experimente-a diariamente e viverá infinito.

Voltar a trabalhar foi como se eu estivesse segurando novamente as rédeas da minha vida. A autonomia e autoestima que o trabalho nos traz é realmente edificante, nos dignifica e nos dá a possibilidade de reerguer. Exercer o meu dom de cuidar é sensacional, é tomar posse da vida que pulsa em mim.

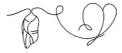

MAIS BEIJOS DE NOSSA SENHORA

Dia 13 de julho de 2017 - Festa de Nossa Senhora Rosa Mística. Chegou o dia de entregar a rosa, aquela que tinha ganhado no ano passado. Fui para a igreja levando a rosa para colocar nos pés de Nossa Senhora, exatamente como Tia Vera havia me orientado a fazer. Assisti a missa, e, no final, me chamaram para participar de uma homenagem para Nossa Senhora. A equipe organizadora tinha feito uma amarração de balões com gás hélio em formato de terço para ser solta aos céus ao final da celebração. Quando fomos soltá-los, uma mulher desconhecida me entregou uma rosa dizendo que era o "beijo de Nossa Senhora". Após a soltura, voltei para dentro da igreja para finalizar minhas orações e uma segunda mulher se aproximou e me entregou mais uma rosa. Neste dia, eu ganhei duas: uma branca e uma vermelha. Naquele momento, não entendi o ocorrido e me lembro de ter perguntado à Nossa Senhora: "Por que duas rosas, Mãe Santíssima?".

Saí da igreja com aquele questionamento, mas, mesmo sem resposta, decidi agarrar a graça que Nossa Senhora estava antecipando para mim. A minha certeza foi que Ela estava prenunciando um milagre. Porém, eu não sabia qual, afinal, eu já estava quase acabando o meu tratamento e para mim aquele já era o milagre.

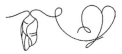

EXPERIÊNCIA DIANTE DO SANTÍSSIMO

Dia 27 de julho 2017 - Aniversário de um ano da principal cirurgia de remoção do tumor.

Há 1 ano, no silêncio da minha mente, provocada pela sedação da cirurgia, o Senhor Jesus permaneceu comigo no bloco cirúrgico por 14 horas. Afinal, foi Ele quem conduziu as mãos dos cirurgiões e proporcionou tudo que precisava para minha cura. Mesmo não lembrando de nada, Ele estava lá. Prova disso foi o SUCESSO do procedimento, sem nenhuma intercorrência e recuperação muito rápida. Ao lado D'Ele estava sua mãe Maria Santíssima providenciando o que era necessário, como Ela fez nas Bodas de Caná, atenta para não faltar nada durante a cirurgia, verificando tudo com o cuidado de MÃE. Auxiliando e assistindo tudo como uma enfermeira. Após um ano do restabelecimento da minha saúde, fui eu à sua procura. Senti no meu coração uma vontade de estar com Jesus, desta vez acordada e consciente. Queria sentir a sua presença, agradecê-lo e estar em Seu colo mais uma vez. Comuniquei à minha família aquele meu desejo de estar com Ele durante as mesmas horas de duração da cirurgia. Olhei no calendário e vi que seria uma quinta-feira. Fui para a Catedral, pois sabia que lá o Santíssimo ficaria exposto o dia todo. Foram 14 horas descansando no colo de Jesus enquanto Ele me operava. Agora eu queria estar de olhos abertos diante d'Ele, ouvindo tudo que Ele tinha para me dizer, mas o meu desejo maior era agradecer. Subi até a montanha (igreja), fui ao seu endereço, pois tinha certeza de que Ele estava lá, "doidinho" para me receber. Ele me deu a oportunidade de estar diante D'Ele, em Sua casa e eu estava ansiosa por esse reencontro. Permaneci as mesmas 14 horas diante do Rei, com o silêncio da minha mente e calmaria do meu corpo, estudando sua palavra, ruminando, digerindo tudo que Ele colocava em meu coração. Fiquei na igreja sozinha, desliguei meu celular e expliquei a todos os meus familiares qual era o meu propósito. Mesmo preocupados com o desgaste físico que aquilo poderia me causar, todos entenderam o meu desejo e me apoiaram.

Comecei o meu dia bem cedo. Acordei às 5h da manhã, exatamente como no dia da cirurgia, me arrumei e fui para a igreja. Estacionei o carro e percebi que a igreja ainda estava fechada. Fiquei no carro uns minutos organizando meus pertences e quando olhei para o relógio eram 6h15. Ouvi um barulho e eram as portas da igreja sendo abertas, no exato momento em que as enfermeiras abriram a porta do quarto para me levar para o bloco cirúrgico. Desci do carro e com o coração cheio de gratidão, falei com Jesus: "Eu estou percebendo tudo, obrigada por estar comigo". Entrei na igreja, sentei-me em um dos primeiros bancos, pois não queria que nada, nem ninguém tirasse meu foco d'Ele. A missa começou às 7h e logo após a finalização, o padre Wagner trouxe o Santíssimo e colocou no altar. Lembro-me como hoje que vi ali a face de Jesus. Ele me deu um sorriso e me disse: "Estou feliz que está aqui, filha" e deu uma piscadinha de um olho para mim. Meu coração se encheu da graça de Deus e passei ali as melhores horas da minha vida. Eu e Jesus, Jesus e eu!

Naquele dia li muito a bíblia, rezei o rosário, escrevi muitas dessas reflexões que neste livro estão, mas o que mais eu fiz foi agradecer. Aproveitei aquele tempo para colocar no colo de Jesus cada pessoa, cada nome daqueles que escolheram permanecer comigo, daqueles que zelaram por mim. Comecei agradecendo o dom da vida, pelos meus pais que me geraram e me deram a oportunidade de viver e ser o que sou. Agradeci por ter "um José", meu marido, e dois anjos, nossos filhos. Ali me lembrei que eu já tinha um pedacinho do Céu aqui na Terra, pois com eles, eu experimentava o Céu dia a dia. Agradeci por todos da nossa família, fui falando nome por nome, dos parentes, parentes dos parentes, amigos, amigos dos amigos, enfim, agradeci por cada CORAÇÃO que sofreu e torceu por mim, por cada ORAÇÃO direcionada a mim e por cada AÇÃO de amor recebida.

Tentei falar nome por nome, porque tive tempo! Fiquei imaginando quantas pessoas se dedicaram a rezar e estar comigo naquele dia, a angústia que meus pais sentiram durante aquelas 14 horas sem notícias, a aflição do meu marido esperando por mim, as minhas amigas fazendo corrente de oração durante todo o dia. E por mais que eu tentasse falar o nome de todos que intercederam por mim, percebi que esta era uma missão impossível, pois havia neste grupo uma quantidade incalculável de pessoas desconhecidas. Dei-me conta então do quanto o amor de Deus é infinito e não temos noção da repercussão e do alcance dele. E o que eu pude fazer foi apenas retribuir a cada uma dessas pessoas também em forma de oração e colocando todos naquele mesmo colo que eu estava experimentando.

Agradeci e pedi proteção e bênçãos abundantes sobre meus médicos e suas equipes, verdadeiros instrumentos da mão Divina em meu favor.

Entrei ali em estado de graça, por tanta gratidão que senti. Nada me chamava mais a atenção do que simplesmente ficar olhando Jesus, não senti fome, nem sede. Apenas uma necessidade de ficar ali com Ele. Esqueci do mundo lá fora, e mesmo quando chegava alguém para me ver, não conseguia me desconectar de Cristo Jesus.

Naquele dia, apenas quatro pessoas me visitaram: Bruno e Fabiana (nossos amigos queridos), minha mãe e minha sogra. Minha mãe esteve lá por duas vezes para me ver, mas como eu já havia pedido para não conversar muito comigo, ela me respeitou e não me tirou do meu foco. Apenas entrava na igreja, sentava-se ao meu lado, rezava, perguntava se estava tudo bem e saía rapidamente. Bruno e Fabiana rezaram comigo e me levaram a linda notícia que estavam grávidos. E minha sogra me levou um almoço, pois não aceitou a minha ideia de fazer jejum. Explicou que eu ainda estava me tratando e não seria prudente ficar sem me alimentar. Ela sentou-se e me esperou almoçar. Depois me pediu para rezarmos o terço juntas, rezamos e, ao finalizarmos, ela continuou de joelhos por alguns minutos, permanecendo em oração, começou a falar comigo, sem olhar para mim: "Jesus quer te falar algo". Eu respondi: "Oi?", sem entender direito o que estava acontecendo. Ela se sentou ao meu lado e, com os olhos fechados, ainda em oração, começou a me revelar: "Tem uma borra que insiste em permanecer!". Continuou falando e fazendo um gesto com as mãos como se estivesse raspando algo muito forte e continuou: "É como uma crosta agarrada no fundo de uma panela". Mas Jesus diz que ele irá raspar com vigor toda ela, pois Ele quer sua cura completa e definitiva".

Depois de dizer essas palavras, se calou e rezamos uma Salve Rainha. Não comentamos nada sobre aquilo e, logo após, ela foi embora. Eu continuei na igreja.

Ajoelhei-me e pensei: "Eis me aqui Senhor, se queres a minha cura completa, eu estou aqui hoje agradecendo a cura física, me entrego a Seu desejo de me curar por inteiro, emocional e/ou espiritualmente, pois talvez seja isso que ainda falta". Eu tinha certeza de que não seria cura física, pois faltava apenas uma aplicação da Terapia Alvo para eu decretar o fim do tratamento.

Finalizei aquele dia assistindo a última missa, às 20h, e depois toda igreja rezou o terço. Tudo se encerrou exatamente no mesmo horário que eu saí do bloco cirúrgico e fui ao encontro dos meus amores, às 21h30. Sem sombra de dúvidas, aquele foi um dia lindo e repleto da graça de Deus, uma experiência única.

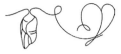

FINALIZAÇÃO DO TRATAMENTO

Dia 10 de agosto de 2017 - Aproximando-se o final de todo o tratamento, um misto de sentimentos tomou conta de mim. Uma alegria imensa em olhar para trás e perceber o caminho percorrido, tudo deu certo, nos detalhes. Enfim, o dia que eu e minhas amigas tanto almejamos na varanda da minha casa estava se aproximando. Um verdadeiro sentimento de vitória. E por outro lado, uma insegurança sem muita explicação me vinha no peito. E por não entender muito bem todos aqueles sentimentos, fiquei alguns dias em *standby*. Era como se eu não estivesse aqui, meus pensamentos fugiam e eu não conseguia permanecer em nenhum lugar. Tentava refletir sobre tudo aquilo que eu tinha vivido. Imaginei que talvez aquela insegurança fosse um medo de voltar a ser aquela Camila antiga novamente. Eu não queria mais aquela vida, aquelas atitudes e tinha muito medo de tudo voltar a ser como era antes. Ao mesmo tempo, eu pensava que tudo que eu sonhei nos últimos meses estava se aproximando, que o fim de todo aquele processo estava próximo.

Ainda nesses dias de alternância de sentimentos, meu marido me convidou para fazermos uma viagem a dois para comemorarmos o fim daquele ciclo. Deixou-me escolher nosso destino e preparamos nossa viagem. Durante o tratamento, fiz uma lista de desejos e sonhos que ainda gostaria de realizar e um deles era voltar em Taipu de Fora - Península de Maraú/BA sem estar doente. Sonhei em ter um momento só nosso, precisávamos nos reconectar e ter dias de leveza, sem preocupações e providências a serem tomadas. O tratamento exigiu muito de nós dois e, por mais que tenhamos tido o cuidado de nunca perder nosso olhar para nossa relação, a própria carga daquela fase é muito pesada. Era chegada a hora de nos dedicarmos um ao outro, apenas.

Escolhi este destino, pois a última vez que tínhamos ido, foi quando eu tinha terminado a radioterapia, ainda estava com muitas limitações, como: fadiga física, indisposição, contraindicação de pegar sol. Isso me limitou a fazer alguns passeios, mas apesar disso, foi uma viagem maravilhosa, divertida, e que deixou gostinho de quero mais. Lembro que fomos acompanhados dos nossos filhos e de uma turma de amigos muito queridos, todos amigos íntimos que estavam vivendo todo o processo de tratamento com a gente, eles fizeram questão que fossemos, viabilizaram todas as questões financeiras para estarmos juntos tendo aquele momento, aquela viagem foi verdadeiramente um fôlego em meio ao mergulho. Além de todas essas lembranças de Taipu, escolhi voltar naquela praia porque minha tia Erika ainda estava morando lá, e toda vez que conversávamos por telefone, ela me convidava para voltar mais tranquila para aproveitar com mais inteireza daquele paraíso natural. E por isso, essa viagem se tornou a número um da minha lista de desejos após finalizar o tratamento.

Última medicação

No dia 10 de agosto, recebi a última medicação. Acabava ali todo o tratamento. Foi um dia espetacular, muito esperado por mim e por todos que me acompanhavam. No quarto da quimioterapia, contamos as últimas gotas da medicação, até cair a derradeira, que por sinal foi "beeem" demorada. Quando ela caiu, soltamos o nosso grito de gratidão. Era o grito do fim de um processo que muito me custou. Gritamos no quarto o grito mais esperado por todos que estavam ali: meu pai, minha mãe, meu marido, minha amiga Lara Athayde e minha cunhada Laura. Soltamos a voz bem alto esquecendo que estávamos num hospital: "ACABOU, ACABOU, ACABOU!". E todos eles me abraçaram com muitas lágrimas nos olhos. Lembro-me que a enfermeira-chefe do hospital, Renata, sempre atenta a qualquer alteração durante a medicação, logo entrou no quarto assustada com o barulho, mas quando viu que era festa, abriu o sorrisão e se juntou na comemoração!

Ao sair daquele quarto, me deparei com mais uma surpresa organizada por Lara. Dessa vez, ela montou um altar com a imagem de Nossa Senhora Rosa Mística e, aos pés da imagem, estava uma rosa amarela, a que faltava para completar a mística de Nossa Senhora, já que eu havia ganhado naquela missa do dia 13 de julho as rosas branca e vermelha. Ao lado da imagem, tinha uma plaquinha escrita: "ACABOU!", decretando o fim de tudo aquilo. Foi Nossa Senhora que anunciou o fim daquele tratamento. Em todas as fases do tratamento, minhas Meninas Ricas se fizeram presença, naquele dia elas não puderam estar todas presentes, mas sempre nos principais acontecimentos de todo o tratamento, fizeram questão de estar pelo menos uma delas ao meu lado. Naquele dia, Mallirra chegou no hospital logo após terminar a medicação e levou de presente para mim, um lindo quadro com fotos nossas. Nos reunimos na sala de reuniões do Oncovida e fizemos uma oração de agradecimento com toda a equipe.

ALÉM DA CURA FÍSICA

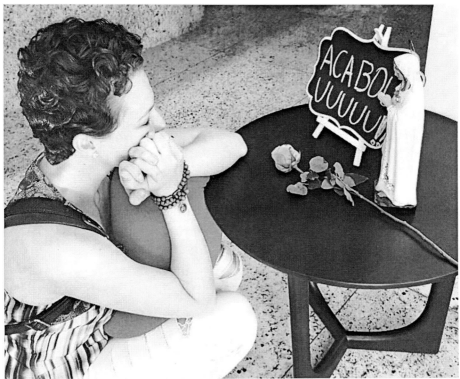

Imagem 45 – Finalização de todo o tratamento, ajoelhada diante da imagem de Nossa Senhora Rosa Mística, presente que Lara Ataíde preparou para selar todo esse processo

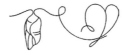

APRENDIZADOS

Abrindo a porta do cômodo da doença, uma enfermidade que ferozmente ameaçou a minha vida, percebi que muito do que eu fazia não era meu, não era para mim. Não fazia parte da minha essência. E para me curar dessa mulher que eu mesma criei, agarrei e usei o diagnóstico do câncer como uma verdadeira oportunidade de mudança. Decidi não querer ser mais daquele jeito, decidi ser transformada.

Descobri, dentre muitas coisas, que "a forma com que julgo, serei julgada". E que, quanto mais julgamos, mais seremos cobrados. Portanto, aprender a não julgar a forma que cada um escolheu viver, foi uma das minhas mudanças. Assim percebo e identifico o que realmente é meu e o que é do outro. Aí fica difícil me frustrar ou decepcionar, pois consigo identificar os meus limites e os dos outros. Autoconhecimento é, sem sombra de dúvidas, um caminho sem volta.

A cada descoberta de mim mesma, causava em mim um certo vício por querer caminhar cada vez mais por esse caminho para dentro. Pois os ganhos e curas são alcançadas exatamente aí, ganhando a si mesma. Trazendo uma sensação de leveza. Para isto, foi necessário acontecerem muitas perdas. Tudo na vida é feito de perdas e ganhos. Para se ganhar, muitas vezes, é preciso renunciar àquilo a que já estávamos acomodados a ter ou ser. É por isso que toda mudança gera medo, primeiro porque você é obrigado a renunciar aquilo que está segurando para poder segurar algo desconhecido. Eu precisei abrir mão daquela vida para conhecer outro modo de viver. Para isso, fui retirada das minhas obrigações. Sim, o câncer te afasta da sua rotina, tudo que era habitual e confortável é retirado de você, e de repente, você se vê como telespectadora da sua própria vida. Para começar, deixei de realizar tudo que pertencia ao "pacote" mulher-mãe-profissional. Fui afastada de toda minha rotina e funções. Perdi também muitas outras coisas que achava importantes, tais como cabelos, unhas, sobrancelhas, mamas, autonomia física, independência e segurança financeira.

Perdi missas, confraternizações, eventos da igreja, shows, viagens, festas, como a do casamento da minha melhor amiga, e isso doeu muito. Porém, sinceramente, não me lembro muito dessas perdas e dores. Prefiro pensar no quanto ganhei "perdendo" tudo isso. Ganhei uma nova vida, um novo olhar, novas perspectivas. E tudo isso eu recebi de volta, mas em dobro e melhorado, como a misericórdia infinita de Deus nos promete. As curas e transformações que elas me proporcionaram foram decididamente muito mais valiosas.

O câncer me presenteou com muita coisa, me mostrou o outro lado da vida. Revelou que a finitude está muito mais próxima do que imaginamos, e com isso minha intensidade de viver foi crescendo a cada amanhecer. Acredito que aquilo que perdemos ou deixamos de ser não pode ser superior à gratidão pelo que ainda temos e ainda nos tornaremos.

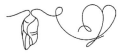

VIAGEM À TAIPU DE FORA-BA

Agosto de 2017 - Viajamos então para Taipu para realizar meu desejo de estar naquela praia, exatamente na lua cheia, de ver o sol nascer no mar, de me reconectar ao meu marido, de ter um momento só para nós dois e de me reabastecer do amor da minha "super-tia Erika" (apelido carinhoso que dei a ela), tudo isso sem o peso do tratamento. O coração já estava apertado de saudade dela e ali vivemos dias lindos.

Eu e Léo aproveitamos intensamente um ao outro, e cheios de gratidão, tivemos experiências fantásticas naquele paraíso, aproveitamos para fazer vários passeios e conhecer outras praias próximas, já que daquela outra vez que estivemos ali não pude fazer. A experiência do mergulho noturno em plena lua cheia foi um espetáculo à parte, ver a beleza do fundo do mar em meio àquela luz lunar foi sensacional. Mais uma vez, nos abastecemos do carinho e amor de Deus.

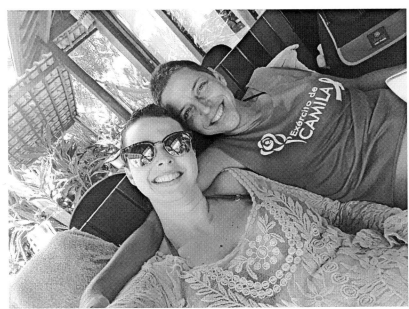

Imagem 46 – Eu e Tia Erika em Taipu de Fora

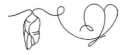

NOVA SUSPEITA

Setembro 2017 - Tudo parecia estar se normalizando, já tinham se passado 40 dias do término do tratamento e eu já estava dedicada à minha família, ao trabalho e, principalmente, aos estudos. Como tinha decidido me aprofundar e me especializar em Fisioterapia Oncológica, me informei sobre um curso de Fisioterapia em Câncer de Mama em São Paulo. Escolhi as principais referências brasileiras em fisioterapia oncológica para começar meus estudos.

O meu desejo era apenas um: ajudar os pacientes oncológicos minimizando os efeitos, reações e sequelas do tratamento através da minha profissão, do meu dom. Sou uma verdadeira apaixonada pela fisioterapia, sabia do potencial que a minha profissão tem e o quanto poderia ajudar todos que passariam pelo tratamento do câncer. E foi assim que compreendi o propósito de Deus. Entendi que passando por todo tratamento, sentindo na pele tudo que ele provoca em nosso corpo, cada reação, cada dor, cada incômodo, cada limitação, poderia usar meu trabalho como forma de minimizar o sofrimento dos meus pacientes. Porém, eram poucos os embasamentos científicos existentes, os profissionais por aqui ainda se mostravam inseguros, e por isso decidi ir em busca de conhecimento fora da minha cidade. Seria a primeira vez que estava indo para São Paulo exclusivamente para estudar, sem nada relacionado ao tratamento. Estava empolgada para descobrir esse universo de novas possibilidades e recursos para ofertar aos meus pacientes.

Escolhi primeiro o curso de câncer de mama, por ser o mais prevalente na população. Todos ao meu redor, família e amigos, ficaram preocupados como eu ia reagir estudando e descobrindo tudo a fundo sobre a doença que acabara de acontecer. Afinal, eu iria aprofundar em todos os riscos, prognósticos, dados e estatísticas que poderiam me abalar emocionalmente. Mas eu estava decidida a nadar em águas mais profundas e mergulhar naquele mar.

Poucos dias antes dessa viagem para São Paulo, estava tomando banho, e enquanto me lavava percebi um nódulo na lateral da minha mama esquerda, a mesma que tinha sido acometida pelo câncer. Era um nódulo endurecido, localizado logo abaixo da cicatriz do esvaziamento axilar, totalmente atípico. Era muito delimitado e por mais que eu pensasse na possibilidade de ser uma fibrose, aquilo me deixou com dúvidas.

Terminei meu banho e ainda processando aquele achado, contei o que havia encontrado para meu marido. Surpreso, ele me pediu para ver, apalpou a região e teve dificuldade para perceber, pois era um local de pouca visibilidade. Mas quando eu coloquei sua mão em cima do nódulo, ele percebeu e me disse: "Será que é da cicatrização?". Eu falei que poderia ser uma fibrose, mas que eu ia ligar para Dr.ª Bertha, pois só ia ficar tranquila investigando aquilo direito. Ele concordou e, imediatamente, liguei para ela, expliquei que tinha achado um nódulo e pedi para fazer um ultrassom. Era um domingo e, como sempre, ela foi extremamente carinhosa me pedindo para ir no laboratório de exames na segunda à tarde para fazer o ultrassom.

Neste dia, fui para o Oncovida atender alguns pacientes que estavam marcados para mim. Entre um paciente e outro, encontrei com a Dr.ª Príscila no corredor, a abordei dizendo o que havia acontecido no dia anterior. Ela me pediu para entrar em seu consultório e avaliou minha mama palpando o nódulo dizendo: "Isto não estava aqui da última vez que eu te vi". Respondi: "Não estava mesmo, não". Ela me perguntou: "Você percebeu quando?". Eu disse: "Ontem, mas já liguei para Bertha e pedi para ela fazer um ultrassom em mim". Ela falou: "Ótimo, precisamos mesmo de um exame para esclarecer".

O exame estava marcado para a parte da tarde, mas antes do horário, Bertha me ligou dizendo que estava muito gripada e que não poderia fazer meu exame. Então optei por fazer com outro médico que, por sinal, foi extremamente cuidadoso, atencioso e insistente em tentar esclarecer aquele achado. Todavia, não aparecia nada suspeito na imagem do ultrassom. O médico parecia não aceitar a imagem que ele estava vendo, pois o nódulo era muito palpável para não aparecer no exame. Ele ficou quase uma hora realizando aquele exame. No final, me disse: "Realmente não apareceu nada nas imagens, mas observe. Qualquer alteração ou sintoma, volte para refazer o ultrassom".

Voltei para o trabalho e, no Hospital Oncovida, mostrei o exame para Dr.ª Príscila. Após olhar, me perguntou se eu ia aproveitar minha ida a São Paulo e passar em consulta com o Dr. Frasson, meu mastologista de lá. Respondi que não, pois ele tinha pedido para eu retornar somente em novembro e estávamos em setembro. Falei que Léo estava insistindo para eu agendar com ele, mas que eu não via necessidade, pois o ultrassom não tinha acusado nada. Ela me respondeu: "Por que você não escuta seu marido? Talvez ele tenha razão e você deva aproveitar essa oportunidade, sim". Entendi com aquela colocação que ela também preferia que eu me consultasse em São Paulo.

Fiquei pensativa e sem querer marcar a consulta, pois estava muito em cima e pensava que não ia conseguir um horário de última hora. Léo continuou insistindo para eu ligar para a secretária do meu médico. Por fim, depois de muita insistência, tomei coragem e liguei para aquele anjo de secretária chamada Jéssica. No telefone, eu expliquei a ela o que estava acontecendo e prontamente ela remanejou tudo, trocou pacientes e me encaixou na agenda do Dr. Frasson. Ela ainda teve o cuidado de conciliar a consulta com o horário de início do meu curso, para eu não perder meu momento de estudo. Digo que Deus coloca anjos em nossas vidas, mas cabe a nós reconhecê-los para não perdermos a oportunidade de receber através deles a graça de Deus. Jéssica é um desses anjos disfarçados de humanos aqui na Terra. Ela é uma menina doce, gentil, que transmite a verdadeira paz que necessitamos.

Fomos então para São Paulo numa quinta-feira. Ao chegarmos, fomos direto para o hospital encontrar com o meu mastologista. "Jessiquinha" nos recebeu com aquele amor acolhedor e seu olhar de esperança. Tranquilizou-me dizendo que eu seria a próxima a ser atendida e que ia dar tempo para eu ir ao curso.

Ao entrar no consultório, o Dr. Frasson me perguntou o que estava acontecendo e eu mencionei o nódulo que havia encontrado. Com o ultrassom na mão, falei que as imagens não tinham acusado nada. Ele pegou o exame e me disse: "Camilinha, deixa eu te avaliar, se existe um nódulo palpável, será necessário repetirmos o exame aqui e eu quero acompanhar a realização dele". Ao me avaliar, ele percebeu o nódulo rapidamente e me falou: "Camilinha, vamos fazer o exame? Preciso investigar isso melhor e eu mesmo quero acompanhar esse ultrassom; assim que começarem o exame, eu chegarei para analisar também!". Saímos do consultório e, como estávamos no hospital, Jéssica conseguiu agendar um horário para o exame na sequência.

Na sala de espera do exame, mandei mensagem para Dr.ª Príscila explicando o que estava acontecendo. Ela imediatamente me ligou, dizendo que estava em contato com o Dr. Frasson, que eu ficasse tranquila, pois ela estava de mãos dadas comigo. Lembro que ela ainda me contou que havia sonhado comigo na noite anterior, mas que não conseguiu entender o sonho.

Entrei para a sala de exame e duas médicas começaram a realizar o ultrassom, me explicando que o Dr. Frasson já se juntaria a nós. Nos minutos antes dele chegar, elas iniciaram e me falaram: "Não estamos vendo nada de anormal". Logo, o Dr. Frasson chegou. Pediu para ver as imagens e, não satisfeito com aquilo, pediu licença à médica que estava com o transdutor do aparelho e ele mesmo começou a fazer o exame. Assim que ele posicionou o aparelho na minha mama, a imagem apareceu claramente na tela. Para mim foi como se Jesus estivesse ali mostrando em detalhes aquele nódulo. Ele apontou para a imagem e disse para as médicas: "É isso aqui, vocês estão vendo? Eu quero uma biópsia disso aqui imediatamente". Naquele momento, meu coração gelou, eu tremi ao ouvir a palavra "biopsia" e falei: "Biópsia não, doutor, por favor, diz que não". Voltando o olhar para mim, com todo amor e decisão, ele me segurou forte nos braços e me respondeu olhando fundo nos meus olhos: "Camilinha, nós não podemos subestimar nosso inimigo, precisamos esclarecer isso!".

Chorando e muito nervosa, liguei para Dr.ª Príscila para contar que eu iria precisar da biópsia. E a partir daquele momento, ela já permaneceu em contato direto com meu mastologista. A sensação que eu tenho é que ela estava ali comigo. Pois não dei um passo sequer sem sentir sua presença.

Abracei meu marido e, muito nervosa com tudo aquilo, permanecemos sem palavras, ficamos em silêncio, aquele sentimento da expectativa pelo resultado de exames me afligiu novamente. Naquele mesmo minuto já me levaram para a sala do procedimento da biópsia. Devido a todo tratamento realizado há quase um ano, cirurgia e radioterapia, essa biópsia foi muito dolorosa e por isso foi necessário anestesia local para facilitar o processo. Além disso, não tinha muito tecido mamário, pois toda a mama tinha sido retirada e a prótese tinha sido colocada. O procedimento demorou um pouco, por ser muito delicado e em uma região de difícil acesso. Mas, após algumas horas, as médicas conseguiram retirar a amostra necessária para análise patológica. Dr. Frasson nos falou que assim que ele soubesse o resultado da biópsia, iria entrar em contato conosco.

Por volta das 18:00 saímos do hospital e, mesmo com a mama dolorida e com o curativo, resolvi ir para o meu curso. Lembro-me que cheguei no local do curso e ao me apresentar para as professoras e para toda a turma, falei um pouco sobre mim. Estávamos ali estudando sobre o câncer de mama e quando eu contei tudo que tinha acontecido comigo até ali e naquele dia especificamente, todos se surpreenderam. Foi a primeira vez que estava frente a frente com as profissionais mais admiradas na área da Fisioterapia Oncológica: Dr.ª Anke Bergman e Jaqueline Baiocchi. Eu estava extremamente encantada com aquela oportunidade, porém, meus pensamentos não saíam da biópsia. Ao fim daquele primeiro dia, fomos para o apartamento descansar.

Má notícia

No outro dia, acordei cedinho e fui novamente para o curso, que iria começar às 8:00 horas. Não tomei café da manhã, pois estava muito ansiosa com o resultado e sem fome. O curso iniciou e seguiu até às 11:30, quando a Anke (professora) decidiu fazer o intervalo para o almoço. Meu marido me buscou para almoçarmos juntos e quando estávamos dentro do carro definindo no GPS o restaurante que iríamos, meu telefone tocou. Era um número não identificado e o DDD era de São Paulo. Falei com meu marido: "Deve ser o Dr. Frasson". Ele me respondeu dizendo: "Então atende rápido!". Atendi o telefone:

Eu: Alô!

Ele: Oi, Camilinha, aqui é o Dr. Frasson, tudo bem?

Eu: Sim doutor! Tá tudo bem!

Ele: Você está no curso?

Eu: Estou no intervalo do almoço, indo almoçar com Leo, ele está dirigindo.

Ele: Ah sim, então vocês estão juntos, né?

Eu: Sim doutor, estamos procurando um restaurante.

Ele: Camilinha, é que o resultado do exame ficou pronto.

Eu: Ah, que ótimo, o que deu?

Ele: Camilinha, nosso inimigo ainda está aí!

Naquele momento, eu não consegui falar mais nada, gritos e mais gritos saíram da minha garganta dizendo apenas: NÃO! NÃO! NÃO! Apertei tanto a perna do meu marido, e ele muito assustado, sem ter muito o que fazer, só teve o discernimento de escrever no GPS do carro "Igreja mais próxima", apagando a pesquisa de "restaurante mais próximo". Enquanto eu conversava com o meu médico ao telefone, Léo seguiu dirigindo para a igreja que o GPS mostrou.

Dr. Frasson ficou muito preocupado com a minha reação e só conseguia me dizer: "Calma, Camilinha, calma! Nós vamos resolver isso!". Mas eu só conseguia gritar: "Não doutor, por favor, diz que isso não está acontecendo novamente!". Eu só pensava nos meus filhos e na minha família. Eles nem sequer sabiam que eu tinha consulta marcada, todos só sabiam que eu tinha ido para São Paulo para estudar. Minhas vistas só enxergavam a imagem dos meus filhos, e naquela confusão do trânsito de São Paulo, eu não parava de chorar e de gritar. Desliguei o telefone com meu médico, que disse que ia encontrar comigo mais tarde para conversarmos sobre aquele achado. Minutos de desespero naquele carro até receber outra ligação...

A notícia que o câncer tinha voltado, ou ainda insistiu em permanecer, veio como uma tempestade avassaladora. Um sentimento nunca antes sentido tomou conta de mim. Nos primeiros minutos, após recebê-la, senti uma raiva muito grande daquela doença, uma vontade de gritar, de chorar, de arremessar o celular pelo para-brisa do carro. Foi como se tudo que eu tivesse feito não tivesse servido para nada. Pensava: "Não é possível que isso esteja acontecendo novamente! Se o câncer voltou, deve ter voltado em todo meu corpo". Essa possibilidade não saiu da minha cabeça e foi o que eu mais queria saber: onde o câncer estava, se era local ou se já tinha metástase. Eu só pedi ao meu médico um exame de Pet-Scan. E ele me respondia: "Calma, Camilinha, vamos fazer tudo que for necessário. Vai ficar tudo bem". O meu segundo sentimento foi medo, medo de morrer, de não ver meus filhos crescerem, um desespero que ofuscou toda minha esperança. Léo tentava sempre me fazer enxergar o lado bom de tudo, porém, pela primeira vez, me vi por alguns minutos cega e surda para qualquer olhar de positividade.

Assim que desliguei com o Dr. Frasson, meu celular tocou novamente. Era Dr.ª Príscila que já estava sabendo de tudo, pois estava mantendo contato com ele. Quando eu digo que a sensação era que ela estava lá em São Paulo comigo, é porque isso foi muito real. Ela me ligou e eu estava chorando muito, só conseguia pedir a ela para me dizer que não seria necessário quimioterapia! Ela muito firme e séria me dizia pacientemente: "Camila, calma! Eu preciso que você me ouça muito bem! Precisamos ser resolutivas! Eu já conversei com Dr. Frasson e pedi a ele para fazer sua cirurgia hoje ainda. Preciso de todos os exames daí de São Paulo, vamos resolver tudo antes de você voltar, pois necessito de todos os resultados para definir os próximos passos. Não vamos decidir nada antes dos exames e da cirurgia". E continuou dizendo: "Você está de jejum, então, por favor, não almoce, continue de jejum, ok? Volte para o apartamento, arrume suas coisas e vá direto para o hospital, pois o doutor Frasson irá te operar agora à tarde". Eu não conseguia dizer nada a ela, só chorava...

Antes dela desligar, me perguntou: "Onde você está?". Respondi o nosso destino e ela disse: "Então eu estou aí com vocês, vamos juntos!". Seguiu conversando e tentando me acalmar pelo celular até que paramos o carro na porta da igreja para onde o GPS nos levou: Igreja de Nossa Senhora de Achiropita. Na entrada, eu falei para ela: "Não consigo descer do carro". Ela me respondeu: "Consegue sim, eu estou segurando sua mão, vamos descer juntas, eu preciso que você dê apenas o primeiro passo". Naquele momento, eu percebi que estava sendo conduzida por Jesus. Saí do carro, Léo me segurava em um dos meus braços e no outro, mesmo que por telefone, tenho a sensação que fui amparada por Dr.ª Príscila. Entramos na igreja e ela foi conduzindo cada passo meu, me perguntando: "Chegamos na porta?". Respondi: "Sim". Ela disse: "Então, vamos fazer o sinal da cruz juntas!". Eu, chorando, entrei naquela igreja que até então era desconhecida por mim. Dr.ª Príscila me disse: "Agora vamos nos ajoelhar e rezar juntas. Coloque o celular no banco do seu lado, estarei sentada aí com você, ajoelhe-se e reze, chore, mas lembre-se que nós vamos resolver tudo isso!".

Eu me ajoelhei e fiquei um tempo ali pedindo e clamando a Deus mais uma vez pela minha vida. A igreja estava totalmente vazia e a sensação foi que ali estávamos apenas eu, Léo e Dr.ª Príscila. Terminei de rezar e peguei o telefone novamente e ela ainda estava na linha, para minha surpresa. Foi inacreditável perceber que ela tinha permanecido ali sem desligar até eu voltar a falar. Ela conseguiu ser PRESENTE ali comigo, apesar dos mais de 1000 km de distância. Mais calma, terminamos nossa conversa reforçando todas as providências que deveríamos tomar. Me despedi dela e permaneci mais um tempo sentada na igreja, conversando com Léo. Ele me abraçou e rezamos juntos, chorei muito, já ele se manteve firme e só sabia agradecer... Agradecia por ter ido para São Paulo comigo, agradecia por ter insistido para eu me consultar, agradecia por estarmos lá juntos e pela oportunidade de resolvermos rapidamente aquela situação. Enfim, mais uma vez, meu marido me trazendo esperança e voltando o meu olhar para o cuidado de Deus conosco em cada detalhe.

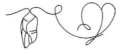

"RASPANDO A BORRA"

Tínhamos muitas questões para resolver. Ninguém da nossa família sabia o que estava acontecendo. Vimo-nos sozinhos lá, pois naquela ocasião meu tio Marcinho e toda sua família estavam viajando e estávamos só nós dois no apartamento deles. Voltamos para lá, aquele vazio, aquele silêncio, aquela escuridão que tentava tomar meu coração se instalava naquele lugar. Pegamos algumas coisas para irmos para o hospital. Léo teve que dar a notícia por telefone a toda nossa família, e dizer que o câncer tinha voltado não foi fácil. Eu não estava em condições emocionais de conversar com ninguém. Mandei mensagem apenas para aquele grupo de sete amigas e para Lara Athayde pedindo a elas que entrassem em oração por mim recrutando as outras amigas para se unirem a nós. Todas ficaram totalmente assustadas, mas tentando me acalmar. Laura, minha cunhada, se disponibilizou a ir para São Paulo. Mas falei para ela que não justificava aquela viagem longa, pedi a ela para ficar e dar suporte para a minha mãe com meus filhos, pois assim eu iria ficar mais tranquila. Aquela notícia assustou a todos, pois além de tomarem conhecimento que o câncer tinha voltado, ainda souberam que, exatamente naquele minuto, eu já estaria entrando para o bloco cirúrgico para ser operada. Fomos todos pegos de surpresa e não tivemos muito tempo para assimilar tudo que estava acontecendo.

Chegamos ao hospital por volta das 16:00 horas e até resolver toda a burocracia de internação, fomos acolhidos por uma das médicas da equipe do Dr. Frasson, Dr.ª Fernanda Barbosa, mastologista. Ela ficou ao meu lado e tentava me acalmar. Falava que tinha certeza de que o câncer seria local. Eu me lembro da minha necessidade e urgência em fazer um Pet-Scan. A minha preocupação era apenas essa. E eu pedi muito isso. Ela ponderou que esse exame seria feito, mas que naquele momento, não era hora de me preocupar com isso, pois eles precisavam da minha tranquilidade para realizar aquela cirurgia. Pedi então para Dr.ª Fernanda me dar um calmante, pois os enfermeiros não estavam conseguindo pegar meu acesso venoso para aplicar a anestesia. O anestesista entrou e me falou que iriam fazer o acesso no bloco cirúrgico. Então, aplicaram uma injeção intramuscular e eu já adormeci. A partir daí, não me lembro de mais nada. Sei que iniciaram a cirurgia por volta das 18:00 horas e só acordei em torno das 21:00, quando já estava no quarto do hospital.

Meu marido permaneceu sempre ali ao meu lado, com aquele sorriso no rosto e palavras de esperança, uma fortaleza que mudava toda aquela perspectiva. Ali éramos só nós dois, um pelo outro. Sei que para ele não estava sendo fácil. Estar ali sozinho com toda aquela carga, administrando tantas incertezas e ainda tendo que me acalmar, foi desafiador.

Enquanto eu estava sendo operada, meu irmão ligou querendo notícias. Perguntou para Léo se ele estava precisando de alguma coisa e se disponibilizou a ir ao nosso encontro. Ele não hesitou e não negou aquele apoio. Então, meu irmão e meu cunhado saíram de Curitiba, de carro, imediatamente após essa ligação. Eu não sabia de nada, pois já tinha ido para o bloco cirúrgico para iniciar a cirurgia. Eles conversaram por volta das 17:00 horas, quando eu já tinha adormecido e o tempo de viagem de Curitiba até São Paulo é de aproximadamente 5 horas.

Ao acordar da anestesia, Léo estava lá me esperando com aquele mesmo brilho no olhar. Beijou-me e me abraçou dizendo que o Dr. Frasson já tinha passado e conversado com ele assim que terminou a cirurgia e estava animado, pois tinha conseguido preservar a prótese e retirado todo o tumor com uma borda de segurança bem boa.

Depois de alguns minutos, já no quarto, mas ainda sob o efeito da anestesia, sonolenta e exausta, vi a porta se abrindo. Pensei que fosse alguma enfermeira, ou algum médico, mas quando ela se abriu por completo, não acreditei no que eu estava vendo: eram eles, meu irmão e meu cunhado! Pensei: "Meu Deus, ele veio, meu irmão está aqui!". Não contive as lágrimas e a emoção. Recebi ali o colo de irmandade que, tanto eu quanto Léo, estávamos precisando. Receber seus abraços e tê-los ali com a gente naquele final de semana foi a válvula de escape que precisávamos.

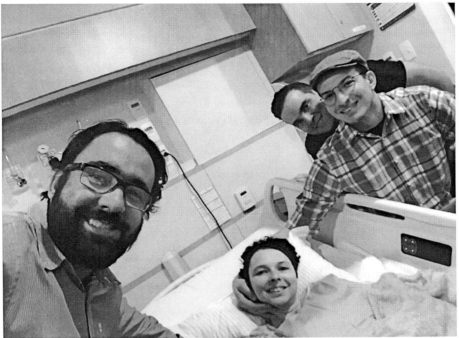

Imagem 47 – Visita do meu irmão e meu cunhado após a cirurgia

Mais tarde, o Dr. Frasson foi ao quarto para me falar sobre a cirurgia. Acalmou-me dizendo que o tumor era muito pequeno e que ele o tinha retirado com uma margem de segurança maior do que fazem normalmente, conforme já tinha adiantado para meu marido. Obviamente ele não priorizou a estética, mas, mesmo assim, tinha conseguido preservar a prótese, pois o tumor estava localizado na lateral. Mencionou que precisou fazer outra cicatriz, o que ele não queria, mas foi o necessário. Nem me preocupei com isso. Naquele momento eu só queria ficar livre daquela doença!

Dormi aquele dia no hospital e, no sábado de manhã, tive alta. Aproveitamos o final de semana com meu irmão e meu cunhado. Nós quatro unidos com o propósito de nos fortalecermos uns nos outros. Saímos cedo para tomar café numa padaria bem legal, passeamos pelos shoppings, restaurantes, cinemas e, mesmo com muitas dúvidas e ainda esperando o resultado dos exames, a certeza de ter um ao outro era o que me fortalecia.

No domingo à tarde eles voltaram para Curitiba e novamente ficamos só eu e Léo. Eu faria o Pet-Scan na segunda-feira, e neste dia, voltamos para o hospital bem cedo, pois como já disse anteriormente, esse exame é muito demorado. É necessário um preparo de 4 horas para sua realização. Nesse tempo, fiquei sozinha e isolada num quarto recebendo a radiação. Segui ali durante aquele tempo conversando por mensagem com Léo, que permaneceu lá fora esperando por mim. Durante aquelas horas, naquele silêncio e solidão, enquanto o contraste percorria por todo meu corpo, fiquei refletindo sobre tudo que eu havia vivido até ali. O que estava acontecendo era inacreditável, 40 dias do término do tratamento e o câncer voltou? Fui fazendo uma retrospectiva, e conversando com Jesus, eu pensei: "Senhor, há menos de 2 meses eu estava comemorando o 1º ano da cirurgia, em adoração na igreja com o Senhor e agora estou eu aqui novamente?". Foi nesse momento que o Espírito Santo soprou em meus ouvidos: "A 'borra', filha, Eu estava com você esse tempo todo e eu lhe falei que isso ia acontecer. Queria que você soubesse que isso já estava sob os meus cuidados".

Era a BORRA! Aquela que Jesus, através da minha sogra, havia me revelado no dia de adoração e agradecimento pelo primeiro ano pós-cirurgia. Esse discernimento de compreender aquela mensagem de Jesus para mim foi a resposta que eu precisava para entender como o câncer havia resistido. No momento de espera pelo Pet-Scan, eu tive a certeza de que tudo estava sob o comando de Jesus e que Ele já tinha "raspado toda aquela borra que insistiu em permanecer" através da cirurgia realizada na sexta-feira passada. Quando me chamaram para entrar na máquina, eu fui muito tranquila, pois a segurança de que aquele exame não iria detectar nada era real. Eu revivi a cena na igreja e aquelas palavras. Durante toda a realização do exame, eu escutava novamente: "Mas eu raspo com vigor toda borra que insiste em permanecer. Porque eu quero sua cura completa e definitiva!". Então, tomada por uma profunda paz interior, adormeci na máquina durante aqueles 40 minutos da realização do exame. Às vezes escutava o comando dos médicos pedindo para eu respirar profundamente, mas logo adormecia novamente.

Após o exame, a enfermeira me pediu para aguardar, pois o médico que tinha realizado o exame queria falar comigo. Novamente a insegurança bateu na minha porta e eu pensei: "Porque esse médico quer falar comigo? Isso nunca aconteceu!". Ele me indagou então por que eu estava fazendo aquele exame. Contei a história, ele me disse: "Fica tranquila, seu exame está ótimo, não tem nenhuma suspeita aí, 'tudo apagado'". Essa expressão é usada quando o exame do Pet-Scan não acusa nada. Ao ouvir isso, me ajoelhei e só agradeci a Deus por ter me dado a antecipação daquele resultado. Quando encontrei Léo, eu o abracei, contei todo o discernimento e tudo

ALÉM DA CURA FÍSICA

que havia acontecido lá dentro. Extremamente felizes, saímos do hospital para almoçar. Uma paz tomou conta do meu ser. Tudo estava consumado!

Na terça-feira, tive a consulta com meu mastologista para saber o resultado da imunohistoquímica e dos outros exames, para definir, então, quais seriam os próximos passos, e nesse momento a minha vontade era apenas de fazer e cumprir tudo que os meus médicos me propusessem. Ao entrar no consultório, ele me recebeu com um sorriso no rosto. Apesar de toda aquela situação inesperada, o resultado dos exames e da patologia tinha saído, e graças a Deus, era mesmo uma doença residual, sem metástases e com altas chances de cura. Disse-me que a decisão de quimioterapia e radioterapia ficaria por conta da Dr.ª Príscila, que já tinha tido acesso àqueles resultados.

Ainda durante a consulta, ele tentou achar justificativas técnicas e científicas para o aparecimento daquele novo nódulo, mas o interrompi, pois para mim já estava esclarecido, tudo estava em seu devido lugar. Todos nós ali sabíamos que a medicina não tinha muita explicação para o câncer ter resistido a tudo que recebi, um tratamento de excelência total, a melhor cirurgia (mastectomia total bilateral com retirada de 38 linfonodos), a melhor quimioterapia (melhores medicações e protocolos totalizando 1 ano e 4 meses de infusões) e a melhor tecnologia de radioterapia (com 28 sessões diárias ininterruptas). Fiz tudo que eu precisava fazer, nos melhores serviços de oncologia, com aqueles profissionais nos quais senti total segurança e confiança para estarem comigo. Por isso, a ciência não encontrou justificativa para o câncer ter resistido. Mas a paz que eu sentia após aquele discernimento durante o Pet-Scan me fazia acreditar que aquela "borra" faria tudo ser de fato consumado. Ela daria sua contribuição para minha cura completa.

Relatei para o Dr. Frasson todo o episódio da igreja. Contei a ele que havia ficado em adoração pelo mesmo tempo da primeira cirurgia e o que Jesus havia me dito naquele dia. Emocionado e admirado com o meu relato, entendemos juntos o propósito de Deus para minha vida. Decidi ali que eu iria fazer tudo que fosse necessário. Eu estava disposta a seguir aquele caminho, com tudo que os meus médicos decidissem que seria importante. Dr. Frasson se tranquilizou, e num abraço, me disse: "Essa sim, é a Camilinha que eu conheço!".

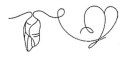

REFLEXÕES SOBRE O SEGUNDO DIAGNÓSTICO

Naquele mesmo dia retornamos para minha cidade com a força, alegria e esperança para caminhar conforme Jesus queria. Encarei esse novo diagnóstico exatamente como Jesus disse para mim, como uma "borrinha", um restinho, um resquício que resistiu ao 1º tratamento. Entendi que eu ainda deveria aprender um pouco mais.

Nas minhas reflexões, pensei: se o primeiro diagnóstico foi aquele que me fez olhar para mim mesma, entender o valor da vida, perceber o real sentido de tudo, o segundo foi a oportunidade de praticar tudo que esse olhar voltado a mim mesma me trouxe. Foi como numa faculdade, onde toda a teoria é dada primeiro e, só depois, num segundo momento, é que de fato vamos praticar tudo aquilo que aprendemos.

O primeiro diagnóstico veio recheado de aprendizados, lições, reflexões. Depois do segundo, decidi que iria apenas aplicar tudo aquilo no meu dia a dia e... VIVER! Claro que com mais maturidade, principalmente espiritual. Entendi que as curas nessa segunda fase seriam mais profundas. Pois é como diz no evangelho: "A quem muito foi dado, muito será cobrado!". Chegou a hora de retribuir aos outros tudo que eu havia recebido. Encarei o segundo tratamento apenas como uma continuidade de uma obra que agora estava chegando à fase de acabamento. Apreciei os detalhes desse acabamento, fui me sentindo lapidada.

Mesmo decidida a continuar, sem murmurações, sem questionamentos, não posso dizer que foi fácil. Um tratamento de câncer é sim pesado, minucioso, exigente. Foi difícil, digo que mais difícil do que da primeira vez, pois além de já conhecer cada dor, passo, dificuldade, eu ainda tive que lidar com os questionamentos das pessoas. Umas com a intenção de me dar força, mas outras, infelizmente, para me instigar, até com uma certa desvalorização e banalização por tudo que eu ia fazer novamente.

A forma de falar se sobrepõe à fala. Como estava muito sensível, eu conseguia notar as diferentes formas de linguagem das pessoas. "Você vai vencer...", "Isso não é nada!", "O bom é que você já está acostumada!", "Você é forte, já sabe como é o tratamento!", "Já perdeu os cabelos, não vai sofrer mais não!". Não me permiti sentir e nem me abalar com nada disso. Como já disse, aprendi a colocar uma barreira entre mim e o outro. O meu autoconhecimento iniciado no primeiro tratamento foi decisivo para a forma com que eu iria passar por aquela nova fase. Sim, nova, pois como ouvi de Renata (enfermeira do Oncovida): "nada se repete, nada é exatamente igual ao que já se passou". Por mais parecido que fossem os protocolos de tratamento, eu não era mais a mesma Camila. Aquela transformação já havia iniciado e por isso tudo seria novo, eu já conseguia perfeitamente entender o que era meu e o que não era. Muitas dessas falas ou ações das pessoas, na maioria das vezes bem-intencionadas, não conseguiram me atingir, pois o meu olhar interior estava cada dia mais aguçado.

Hoje eu tenho Jesus como meu escudo, coloco Ele à minha frente. A cada passo, sei que antes de eu pisar, Ele já passou e me livrou de todo mal. Só vou conseguir seguir se Ele permitir. E se houver essa permissão, é porque será bom para mim. Percebi o quanto este pensamento me ajuda em todas as minhas relações e decisões.

Mas afirmo: o que me deu força foi relembrar do quanto a minha comunhão diária com Deus me faz mais resistente. Foi recordando de cada milagre, de cada restauração feita por Ele e da Sua presença real nos meus dias, que a confiança Nele aumentou ainda mais. E, se antes eu sabia que era Ele o autor de tudo, dessa vez eu tive certeza, pois se mesmo fazendo o que havia de melhor na medicina, ainda assim o tumor resistiu, era porque não havia se cumprido o tempo de Deus para minha cura completa e definitiva.

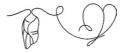

INÍCIO DO NOVO TRATAMENTO

Já na minha cidade, consultei com a Dr.ª Príscila e, bem mais calma e tranquila, aceitei toda a proposta de tratamento que ela me sugeriu, que foi seguir com o mesmo protocolo novamente. Repetiríamos as mesmas medicações, pois a minha resposta ao primeiro tratamento havia sido muito boa. Foi estabelecido que seria importante fazer novamente quimioterapia, terapia alvo e radioterapia. Mais um ano e três meses de tratamento intenso, um verdadeiro Ctrl C → Ctrl V.

No consultório, expus o quanto Deus é maravilhoso e o quanto devemos escutar o nosso coração. Naquela consulta, eu percebi que a paz que eu estava sentindo tinha uma justificativa. Toda aquela aceitação que tive para o segundo tratamento só aconteceu tão rapidamente porque eu tinha ouvido o meu coração há uns meses quando o plano de saúde recusou o meu tratamento com a Dr.ª Príscila. Naquela ocasião, decidi confiar apenas em Deus e não aceitar mudar de serviço de oncologia. Aquela fase tão difícil da negativa do plano de saúde foi a prova de Deus para eu confiar fielmente n'Ele e resistir seguindo o meu coração. Mesmo numa situação que parecia não ter saída, eu só precisei confiar em Sua misericórdia. Eu percebi que não existiam "culpados" para o câncer ter voltado, ou melhor, resistido. Talvez, se eu não tivesse escutado aquela voz mais íntima do meu peito me dizendo para continuar o tratamento com Dr.ª Príscila, eu poderia "culpar" alguém ou algo. Fato é que, quando escutamos e somos fiéis a nós mesmas, não há errado, não há dúvidas, não há "SE", só há espaço para a PAZ! Fiz o que meu coração mandou, fiz tudo de melhor, por isso não havia culpados. Havia apenas espaço para a tranquilidade e segurança de ter seguido meu coração. E se algo "ruim" aconteceu, foi porque algo extraordinário ainda estava por vir!

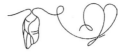

CIRURGIA PARA COLOCAÇÃO DO CATETER

Durante o primeiro tratamento, eu havia resistido e consegui receber as quimioterapias na veia. Para começar novamente as aplicações, a Dr.ª Príscila solicitou a colocação do cateter central, para garantir o meu conforto e segurança, pois o tratamento seria mais uma vez muito longo. Eu já estava sofrendo muito até mesmo para fazer exame de sangue, pois não achavam veias para coletar. Entendi que aquele seria o melhor caminho para mim e programei a colocação do cateter o mais rápido possível. Fiz a cirurgia um dia antes do aniversário de Pedro, pois me falaram que seria um procedimento simples, que eu iria sair do hospital no mesmo dia. E como tinha pressa para iniciar o tratamento, segui fazendo tudo para agilizar os processos e não quis adiar nada.

Porém, considero que este foi o procedimento mais doloroso e pesado que fiz durante minha jornada. Não apenas pela cirurgia em si, mas por todo o contexto que permeou aquela situação. Ela estava prevista para ser realizada às 7:00 horas da manhã. Cheguei no hospital às 6:00 e presenciei um verdadeiro caos, o hospital geral da minha cidade onde realizei a colocação do cateter estava muito cheio, todos os funcionários sobrecarregados. Ninguém sabia dar nenhuma informação. O médico ainda não tinha chegado e não tinha previsão para o início da minha cirurgia. Aquilo me gerou muita insegurança.

Eu estava de jejum conforme o médico me orientou desde às 20:00 horas do dia anterior. Ficamos por algumas horas na recepção do hospital, aguardando a liberação de um quarto. Até que conseguiram um para eu aguardar a cirurgia. Mas ninguém tinha informações sobre quando seria realizada. Precisava manter o jejum, pois a qualquer momento poderiam me chamar. Esta era a única fala dos enfermeiros: "Não temos previsão para sua cirurgia, porém, você deve manter seu jejum e tomar pouca água". Passaram-se horas e mais horas, eu já estava tendo vertigem, dor de cabeça e um nervosismo nunca antes experimentado. E nenhuma resposta. Dentro daquele quarto, sem perspectiva, me vi sem saída, à espera! Fiquei preocupada, pois no outro dia seria o aniversário de Pedro. Comecei a pensar em desistir e programar a cirurgia para outro dia. Eu estava muito nervosa e ficar sem respostas, sem assistência, me deixou muito aflita. Meu marido, minha mãe e meu pai se revezaram entre cuidar dos meninos e me acompanhar no hospital. Por volta das 18:00 horas me chamaram às pressas para subir para o bloco cirúrgico. O médico estava agitado, nervoso com todo aquele caos do hospital, todos os funcionários assoberbados. Para completar toda aquela situação, a anestesia não fez o efeito completo em mim. Eu assisti todo o procedimento. Foi a pior experiência que eu tive durante todo meu tratamento do câncer. Ao término da cirurgia, senti uma dor lancinante no peito, não conseguia respirar direito. O médico fez um exame e viu que a pleura tinha sido machucada durante a intervenção e por isso a minha dor estava tão intensa. Aplicaram-me morfina, mas nada conseguiu resolver aquele sofrimento. Por causa dessa complicação, precisei dormir no hospital. Passei a noite toda acordada, pois estava muito ansiosa para sair daquele ambiente pesado.

Foi a pior noite da minha vida, a dor não dava trégua. Meu pai dormiu comigo no hospital e passamos a noite acordados juntos. Ao amanhecer, mesmo com muita dor, pedi ao médico para me dar alta o mais rápido possível. Sair dali iria me aliviar, pois eu não via a hora de ir ao encontro dos meus filhos e abraçá-los. Fui liberada por volta das 10:00 horas da manhã do dia seguinte, e naquele dia já era o aniversário de Pedro.

Estar em casa e poder participar da festa de aniversário de Pedro foi o que me deu forças para reagir àquela dor quase insuportável. Já tínhamos programado tudo. Fizemos uma festa surpresa para ele, do jeitinho que ele sonhava em ter. A felicidade de estar ali realizando o sonho do meu filho e presenciando a sua emoção, foi extremamente superior àquela que foi a pior dor física de todo o tratamento. Ver os seus olhinhos emocionados e sentir a sua gratidão naquele abraço forte, foi o melhor remédio para minha alma.

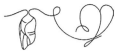

MAIS QUIMIOTERAPIAS

Aquela dor da adaptação do cateter foi se aliviando com o passar de alguns dias. E foram exatamente os dias que o plano pedia para a autorização da quimioterapia. Passadas algumas semanas, iniciei novamente as aplicações. E o cabelo que já estava bem grandinho, novamente caiu após a primeira sessão. E lá se vão novamente meus cabelinhos. Ficar careca outra vez não mexeu tanto comigo, pois eu já tinha experimentado aquilo e já tinha visto que não foi tão ruim assim. Eu até que curti minha carequinha no primeiro tratamento, e ver aquele visual novamente não foi nada doído. O meu foco era a cura! A minha vontade era de apenas concluir tudo, aplicar o que havia aprendido, ainda atenta aos outros aprendizados e seguir forte e confiante que tudo já estava dando certo.

As quimioterapias seguiram tranquilamente no mesmo intervalo, de 21 em 21 dias, e bem diferente da primeira vez, eu não tive nenhuma intercorrência, nenhuma fraqueza, nenhum enjoo, mal-estar, indisposição. Acredito que o que me fez reagir tão bem a esse segundo tratamento foi a decisão que eu tive de cuidar mais da minha saúde de forma integral. Além da terapia, nutrição, atividade física, eu decidi associar a medicina integrativa ao meu dia a dia. E para isso, procurei profissionais responsáveis e cautelosos. Acredito que somos seres muito complexos e por isso é necessária a integralidade de tratamentos, considerando sempre as particularidades e individualidades de cada um. Mais uma vez, fui assistida por profissionais capacitados e competentes, o que me deu esta possibilidade de passar pelo tratamento sem nenhuma intercorrência.

Durante todo esse tempo de tratamento, fui perdendo as contas de quantos exames, quantas quimioterapias, quantas radioterapias. Fiquei perdida nas datas, na quantidade de enjoos, de cirurgias. Mas permaneci sempre atenta às graças e milagres daquele tempo, isso nunca será esquecido.

O tratamento foi seguindo sem nenhuma alteração, de uma forma leve, e dessa vez, eu não tive aquela necessidade de me afastar das minhas atividades. Parecia ter achado o equilíbrio entre cuidar e ser cuidada. Nesse tratamento, eu consegui ficar mais ativa, consegui cuidar mais dos meus filhos e me dedicar a mim e às minhas necessidades. Permaneci atenta aos aprendizados do primeiro tratamento, que tive a oportunidade de vivenciar dessa segunda vez. Aproveitei para praticar e me habituar com toda aquela transformação.

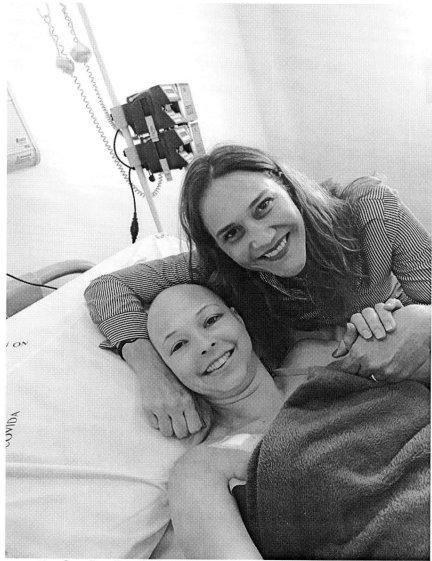

Imagem 48 – Com Dr.ª Príscila durante uma das quimioterapias do segundo tratamento

ALÉM DA CURA FÍSICA

Para isso, preferi atravessar aquela fase mais distante das redes sociais para concluir com mais intimidade a vontade de Deus para minha vida. Aproveitei para fazer programas leves e cheios de inteireza com a minha família, lembro-me de um filme que assistimos com os meninos, que me trouxe uma reflexão muito pertinente com aquela situação que eu estava vivendo.

O filme começou com a frase: "Se quiser fazer o mundo melhor, olhe para si mesmo e MUDE!!". No decorrer da história, o Batman luta para não assumir que o Coringa é o seu arqui-inimigo, pois para ele, é melhor não assumir que existe uma relação entre eles, mesmo que seja de rivalidade. Eu logo pensei que todos nós temos um arqui-inimigo (problemas) e é realmente difícil assumi-los. Pois, em primeiro lugar, temos que mudar a nós mesmos. Reconhecer nossos erros, falhas e só depois lutar. Mas não conseguimos nada sozinhos, precisamos do outro (amigos, família) para conseguirmos êxito. E só após reconhecermos nossos defeitos, teremos uma segunda chance para vivermos melhor, e com isso, fazer o mundo melhor... "Olhe para si mesmo e mude!". Como diz a música: "É a luta de curar de mim mesma". A cena final do filme, na qual o Batman recebe a chance de permanecer no mundo Lego e não ir para o mundo Fantasma, ilustra exatamente a segunda chance que ele recebe para se viver melhor após ter mudado seu jeito de ser! Filme infantil, mas a lição foi para mim! E assim me vi vencendo meu arqui-inimigo (câncer), lutando para me curar de mim mesma, das minhas verdades, junto com meu exército de amigos e minha família. Eu recebi uma segunda chance de viver!

Cada desafio que a vida nos impõe a viver, vem seguido da escolha de como iremos enfrentá-lo. Quem tem um motivo, suporta qualquer problema. Toda circunstância tem um propósito e se Deus permitiu que ela acontecesse em nossa vida é porque será bom para nós! É importante procurarmos nos desafios o ensinamento para nossa transformação. E modificando a mim mesma, mudarei por mera consequência o mundo ao meu redor. As mudanças são necessárias e sair da inércia é muito difícil, porém, é o movimento de se reconstruir que provocará nossa mais bela versão.

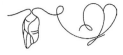

MAIS RADIOTERAPIAS

Em novembro já iniciei a radioterapia, que foi planejada em outra região da mama, pegando mais a parte lateral e axilas. Foi adotado o mesmo protocolo do tratamento anterior: 28 sessões, realizadas de segunda a sexta-feira.

Cheguei ao serviço de radioterapia bem mais leve e tranquila, convicta de fazer tudo o que seria necessário para alcançar minha cura completa e definitiva. Na primeira avaliação com a minha médica radio-oncologista, Dr.ª Maíra, eu já entrei brincando: "Ei, Doutora, você já ficou sabendo que Gertrudes ficou com saudade de mim? Eis-me aqui outra vez, voltei para matar a saudade de Gê!". Ela deu risadas e me disse: "Você não existe, Camila!".

Fiz a consulta e todo o planejamento para a radioterapia e, enfim, fui para a sala para o meu reencontro com Gê. Entrei na sala brincando com todos os técnicos e a equipe de enfermagem. Antes de me deitar na máquina, eu abracei Gertrudes e falei com ela: "Que saudade avassaladora foi essa minha amiga? Não faz nem um ano que nos vimos! Agora pronto, venha cá, me abrace e continue seu trabalho aí direitinho".

Na maca, olhando para aquele teto, me senti novamente enclausurada. O teto da sala da radioterapia é de vidro, e nele tem uma foto do céu com parte de uma cerejeira toda florida. A sensação de quem se deita ali é de estar debaixo de uma árvore, olhando para o céu. Aquela árvore, aquelas flores e aquele céu me fizeram vislumbrar e aguçar a minha vontade de me ver fora daquela sala, daquele tratamento. A contemplação de ver aquela imagem me fez querer ver a mesma cena de fora da sala, deitada mesmo debaixo de uma árvore, sentindo o ar natural batendo no meu rosto, o cheiro das flores. Foi esse pensamento e vontade que me deram a força que eu precisei todos os dias para me deitar ali.

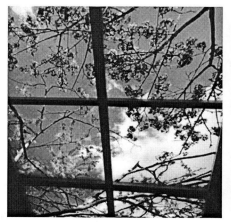 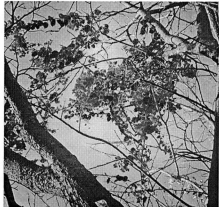

Imagem 49 – Teto da Radioterapia   Imagem 50 – Quando acabou a radioterapia

Novamente era só eu e Gê por aqueles minutos. No final da primeira sessão, Flavinha (a técnica que tinha se tornado minha amiga e que fez questão de me acompanhar durante todas as sessões daquele segundo tratamento), entrou na sala e, antes de me tirar da máquina, me convidou para fazermos juntas uma oração. Mostrou-me um vidrinho que continha água benta vinda de Pietrelcina, na Itália, diretamente do Santuário de São Padre Pio. Em oração, ela borrifou aquela água em todo meu seio, pedindo a intercessão de São Padre Pio pela minha cura. Flavinha seguiu fazendo isso em todas as sessões de radioterapia. Momentos eternamente gravados em mim, que me trouxeram reflexões e gratidão por essa amiga que me amou e me ama gratuitamente.

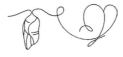

CURAS ALÉM DAS FÍSICAS

Durante todo o segundo tratamento, aconteceram fatos desafiadores e muitas vezes assustadores também, decisivos para minha transformação pessoal e determinantes para a minha nova escolha de vida. Acontecimentos que, para mim, foram os milagres, a manifestação de Deus e as curas que ainda faltavam acontecer, sobre as quais vou contar agora!

Revelação de Jesus

Dia 08 de novembro de 2017 - Era nosso aniversário de casamento e pedi a Léo para me acompanhar na missa. Logo bem cedinho, fomos à Missa dos Enfermos na Catedral, presidida por Padre Wagner. Um dia antes, eu havia percebido uma nodulação na mesma região da última cirurgia, onde estava localizado o tumor. Quando eu acordei, percebi que aquele nódulo tinha aumentado muito. Fiquei assustada, mas não falei nada para Leo. Chegamos na missa e conversei com Jesus sobre aquela nodulação na minha axila. Eu não queria me preocupar com aquilo, porém o susto do segundo diagnóstico ainda acelerava meu coração, tudo ainda estava muito recente e eu estava muito sensível, qualquer alteração em meu corpo era motivo para eu me preocupar.

A missa foi acontecendo e a dúvida sobre o que poderia ser aquilo tomou conta dos meus pensamentos. Lembro-me que a toda hora eu pegava na região inchada e batia aquela angústia. Foi quando tive a experiência de receber novamente um sinal do céu. Um pouco antes da benção final, o padre Wagner fez uma revelação. Ele parou a celebração e disse: "Antes de dar a benção, eu queria falar mais duas coisas: durante a missa, tinha uma pessoa que estava com um problema debaixo do braço, parece um caroço, que estava inchado, alguma coisa assim. Jesus manda falar com você que pode ficar tranquila, que você está curada! Isso não é câncer, não é nada! Ele já pôs a mão e já livrou você desse mal! Amém!?".

Naquele momento, eu tive uma sensação muito estranha, nunca antes experimentada. Enquanto ele foi falando cada palavra, senti um calafrio, uma sensação de arrepios tomou conta do meu corpo. Eu estava em pé durante a fala do padre e nessa hora minhas pernas foram perdendo a força. Eu me sentei no banco e caí em choro. Meu marido, assustado, me perguntou se estava tudo bem e eu disse a ele: "Jesus falou isso para mim". Peguei a mão dele e coloquei naquele inchaço debaixo do meu braço e disse: "Olha isso, eu não quis lhe falar para não te preocupar, mas estava muito aflita com isso". Léo ficou surpreso e emocionado, e me disse: "Então toma posse, meu amor!".

Jesus falou muito claramente para mim. Aquela frase "Ele já pôs a mão e já livrou você desse mal", foi a confirmação de tudo que estava acontecendo. Mais uma vez, Jesus se revelou a mim e provou que Ele já tinha raspado tudo com vigor e que já havia me livrado daquele mal! Ou seja, Ele não volta atrás, sua palavra é apenas uma. Sua promessa foi cumprida!

Milagre na Eucaristia

Em janeiro de 2018, após já ter concluído as sessões de radioterapia e metade das quimioterapias, Dr.ª Príscila me solicitou um exame do coração. A intenção era avaliar se estava tudo bem, já que as medicações que eu estava tomando eram cardiotóxicas, ou seja, agressivas ao coração. Por isso, era necessário, como rotina mesmo, avaliar o funcionamento do coração a cada três meses. Como eu estava vindo de um tratamento longo e seguido de outro, ela me pediu para realizar um ecocardiograma mais minucioso que iria mostrar as condições do meu coração.

No decorrer daquele exame, o médico se assustou e perguntou: "Você está fazendo quimioterapia? Quem é a sua médica?". Eu respondi: "Sim, faço tratamento com Dr.ª Príscila". Ele continuou me dizendo muito preocupado: "Olha, eu vou precisar conversar com ela, pois você precisa urgentemente de um cardiologista. Você não pode continuar fazendo quimioterapia. Seu coração está com uma alteração muito grave e eu quero que você procure um cardiologista o mais rápido possível".

Saí da sala de exames desnorteada, liguei para Dr.ª Príscila, mas ela estava viajando e não me atendeu. Liguei para meu marido e, como sempre, ele conseguiu me acalmar dizendo: "Calma vida, sua médica é Dr.ª Príscila, vamos esperar a posição dela". Passaram-se algumas horas e, depois de um contato com o médico que realizou meu exame, ela me retornou. Com suas doces palavras, conseguiu me tranquilizar e me deu a orientação sobre qual cardiologista procurar. Quando eu abri o exame para ver o resultado, fiquei apavorada com o diagnóstico: "Imagem sugerindo Mixoma".

ALÉM DA CURA FÍSICA

Aquele resultado me deixou extremamente assustada, pois um mixoma é um tumor raro no coração. Eu pensava: "Como assim um tumor no coração? Não é possível que isso esteja acontecendo!". Fui ao cardiologista indicado por Príscila, que confirmou que seria realmente necessário esclarecer melhor aquela imagem. Fui encaminhada então a outro médico, especializado naquela área. Nesta consulta, lembro que uma das minhas Meninas Ricas foi me acompanhando, Anamaria (minha Mana), estava comigo dessa vez, no consultório desse segundo médico, ele também se mostrou assustado, me explicou que realmente a imagem mostrava um tumor e para esclarecer melhor ele me pediu para fazer um novo exame, mais esclarecedor e minucioso. Era um exame que precisava de sedação, pois era feito com uma cânula que chegaria diretamente no coração e assim iria mostrar tudo mais claramente.

Na semana desse exame, eu fiquei muito assustada, sem acreditar que aquilo estava acontecendo. Lembro que na noite anterior ao exame, Pedro (meu filho) entrou no meu quarto e me disse chorando: "mamãe, eu não quero que você morra". Eu me assustei com aquela fala e pensei no silêncio do meu coração: "eu também não quero morrer, meu amor". O medo me atingiu de uma forma intensa e comecei a pensar: "Meu Deus e agora? Um tumor no coração é de lascar! O que será que vai acontecer? Será realmente que meus dias aqui estão mais breves do que eu gostaria?".

No outro dia acordei muito ansiosa e agitada, o exame estava marcado para às 14:00, e antes disso, eu decidi ir à missa para tentar me acalmar. Naquela igreja, às 11 horas da manhã, eu conversei com intimidade com Jesus, falei como quem conversava com um amigo. Me entreguei ali e me vi sem saída. Eu pensava: "Um tumor no coração é um diagnóstico que fugia aos olhos dos médicos". Esse é um tumor muito raro e eu não sentia que os médicos estavam esperançosos, aquilo me assustava. Me vi sem saída. Sem perspectiva na medicina. Naquele momento, eu só tinha Jesus e vi ali que era tudo que eu precisava. Eu estava tão assustada com a imagem daquele tumor que quando eu fechava os olhos só vinha ele na minha cabeça. Abria e olhava para o altar pedindo a Jesus para mudar aquilo. E foi durante a consagração que tudo aconteceu. No momento que o padre levantou o cálice com o vinho e a hóstia aos céus, fechei meus olhos, e ainda enxergando aquela imagem do tumor, eu clamei a Jesus de uma forma bem enfática e até ousada: "Jesus, assim como eu creio que isso não é vinho, nem hóstia, e sim é o seu corpo e seu Sangue Precioso, eu lhe imploro, Jesus, muda tudo isso e some com esse tumor de mim. Em suas mãos eu confio, meu Deus!".

Naquele momento, eu não tinha mais ninguém em quem confiar, pois era um diagnóstico para o qual a medicina não tinha muito recurso. Me vi confiando apenas em Deus. Precisei vivenciar ali aquela sensação de confiança e entrega que eu havia aprendido no primeiro tratamento.

Logo após terminar aquele pedido, continuei com os olhos fechados e aquela imagem do tumor que insistia em vir na minha mente foi se esvaindo e uma luz extremamente clara foi tomando conta da minha visão. Saí da igreja e fui para casa buscar meu marido para irmos para o exame.

Fui para o exame ainda desconfiada, me vi como São Tomé, precisando ver para crer! A médica que ia realizar o exame me chamou para me explicar como seria o procedimento. Olhando para a imagem do ecocardiograma prévio, ela me disse: "Esse exame está bastante claro, essa imagem aqui sugere mesmo um tumor, mas vamos fazer esse outro exame para esclarecermos e ver o que será possível fazer". Me senti novamente desesperançosa com a fala daquela médica. Logo depois, me levaram para outra sala e me deram a sedação. Quando acordei, vi meu marido ao lado da maca, olhando para mim com um semblante tranquilo e um sorriso no rosto. Fui rapidamente perguntando se a médica tinha falado alguma coisa sobre o exame. Com um sorriso no rosto ele me respondeu: "Vida, o exame não mostrou nada. Não tem nada aí". Fiquei emocionada com aquilo que ouvi, e logo após, a médica veio e me disse: "Camila, não consigo te explicar o que aconteceu, mas seus exames não parecem ser da mesma pessoa. Havia um tumor, porém ele desapareceu".

E com aquele resultado em mãos eu fiz como São Tomé: toquei as chagas de Jesus e recebi a sua redenção! Pois é onde a medicina não alcança que Jesus vai lá e faz!

Jesus me chamou por duas vezes

Dia 26 de abril de 2018 - Hoje Jesus me chamou pelo nome! Por duas vezes Ele me chamou: "Camila! Camila!!!".

Acordei com esse chamado, essa voz ecoando em meus ouvidos. Foi num sonho que eu ouvi sua voz! Eu estava passeando numa cidade histórica, parecia Ouro Preto, com aquelas igrejas lindas e antigas. Eu parecia perdida, andava e andava procurando um caminho para algum lugar que eu não sei dizer qual é. Mas aí eu ouvi a voz que saía da igreja, e quando me aproximei, ouvi meu nome sendo falado pelo sacerdote que celebrava naquela igreja: "Camila!". Eu fui me aproximando e, ao chegar na porta da igreja, ouvi ainda mais alto, quase um grito dizendo: "Camila!!!". E entrei ali com muita vontade por aquela porta, naquele momento do sonho eu acordei. E mesmo acordada, ainda soava em meus ouvidos aquela voz, a voz do meu Senhor que me chamou pelo nome. O Senhor da minha vida, meu único Deus! Ele me chamou duas vezes. Não foi uma, não foram três, foram duas, duas vezes, correspondentes a dois diagnósticos, dois tratamentos. E antecipando tudo isso, Ela sempre esteve presente: Nossa Senhora também havia me dado sinais, aquelas duas rosas recebidas na missa em honra à Nossa Senhora Rosa Mística também foram sinais do amor da presença constante d'Eles em minha vida. Esta foi a minha interpretação. Foram várias as ocasiões em que Ele se fez presença, mas hoje foi diferente, eu ouvi a sua voz! Em outros tempos, talvez, interpretaria esse chamado de outra forma, com menos fé, mais temorosa, como foi ao ouvir de Padre Harley naqueles primeiros dias: "Tenha esperança, filha", naquele momento eu não tinha a vivência espiritual de agora. Contudo, hoje vejo sua obra e ouço sua voz com uma sensação de confiança, cega em sua misericórdia. Eu experimentei no impossível do mundo e o possível para Deus! E mesmo diante das piores notícias, hoje sei e confio que os planos de Deus são sempre melhores que os nossos, que no meu próximo minuto, Ele estará à frente. Pois em tudo há um propósito. Com as dificuldades do câncer, eu experimentei o colo de Deus e essa experiência foi a minha mais nobre riqueza, meu melhor presente, meu tesouro. Portanto, como não agradecer pelo câncer?

Refletindo a palavra

"Anunciar as maravilhas do Senhor, é louvá-lo!". Cada vez que se escuta a palavra de Deus é um aprendizado único. Mesmo que já tenhamos escutado determinada passagem bíblica, a cada vez será um novo ensinamento. Não somos os mesmos de ontem e nem os mesmos de amanhã, somos transformados a cada novo dia. Por isso, poderemos interpretar uma mesma passagem de várias formas, é essa uma das místicas da Bíblia. Ela é atual. Um livro escrito há mais de 2000 anos e ainda atual. Analisando e refletindo mais uma vez no evangelho do "filho pródigo", eu pude trazê-lo para este momento que vivi. Quando descobri o câncer, eu estava entregue ao mundo. Da mesma forma como narra a parábola do filho pródigo, larguei as coisas do Pai e fui viver de uma forma desmedida o que o mundo me exigia. Eu estava numa fase de querer dar conta de tudo. Com o silêncio que o câncer me trouxe, eu percebi que o problema não era fazer todas as tarefas diárias, o problema estava sendo "para quem" eu estava fazendo. Com o câncer, eu pude refletir qual era a minha real intenção em realizar minhas obrigações. Percebi lá no fundo que eu as cumpria querendo o reconhecimento do outro e não de Deus. Assumir isso para mim mesma doeu muito. Era uma sensação de rasgar a alma para Jesus, perceber meus erros, assumir minhas fraquezas e vaidades. Não foi fácil, mas foi determinante.

Eu vivia em função da aprovação dos outros. Logo, eu não estava fazendo de uma forma saudável, porque isso era puramente vaidade. E a cada vez que eu era elogiada, reconhecida pelos outros, mais eu vivia nas superficialidades. Não era saudável porque isso é alimentar nossa carne, nossos pecados: vaidade, egocentrismo e autossuficiência. Não era saudável porque não alimentava a alma, meu espírito estava vazio por causa da intenção que eu colocava em cada atitude minha. Meu olhar era apenas para o mundo. E não para o alto. Eu não estava em equilíbrio emocional, espiritual e físico. Entreguei-me aos pecados carnais, principalmente a vaidade. A vaidade é o pecado mais perigoso, pois ela alimenta nosso ego. Cada vez mais nos inchamos e ficamos grandes diante da opinião do outro. Como diz na passagem bíblica: "Um patrão cruel levou-me a refletir: meu pai não trata um servo assim". O câncer foi esse patrão que me fez enxergar que meu Deus não me trata assim, porque Ele não me quer 100% humana, Ele quer minha alma evoluída, Ele quer meu crescimento espiritual, Ele quer que eu enxergue o Seu propósito em minha vida. Ele quer equilíbrio nas minhas ações, quer reflexão e retidão de intenção, quer menos exigências. E eu, a partir desse meu "patrão cruel", corri para os braços do Pai e Ele fez comigo assim como diz a música: "Nem me deixaste falar da ingratidão, morreu num abraço o mal que eu fiz. Voltei à vida, sou feliz! Confiei no seu amor e voltei, sim aqui é meu lugar!".

Sem muitas exigências a mim mesma, percebendo que é no pouco que temos o mais valioso: honrando meus pais, amando o meu marido e os meus filhos como eu amo a mim mesma. Não mais aquele amor superficial como eu me amava. É um amor profundo, que me permite perceber que sou fraca, sou pequena e preciso MUITO do outro para seguir, vendo e reconhecendo os meus limites. Cobrando e exigindo menos de mim. Percebendo que Deus é o nosso principal alimento e que o julgamento virá somente d'Ele!

O câncer foi a oportunidade de buscar o "tudo posso" que o Senhor deixou em mim. Com ele, descobri e pude conhecer a força divina que Deus semeou nesse meu humano. Com ele, percebi que eu ainda não sou a melhor versão de mim e que há muito o que buscar.

ALÉM DA CURA FÍSICA

Viagem à Canção Nova

Decidimos participar de um acampamento de oração realizado na Canção Nova, fomos eu e Léo, e Rafa e Monica para esse lugar que é um pedacinho do céu. Um final de semana de oração nesse Santuário que nos conecta à nossa verdadeira essência. Programamos essa viagem com a vontade de vivermos mais uma vez as graças Divinas para nós. Esses nossos amigos permaneceram conosco de mãos dadas durante todo o tratamento e muito além de tratamento, somos uma família e já vivemos juntos as melhores fases das nossas vidas: engravidamos dos nossos filhos na mesma época, fizemos o ECC juntos, coordenamos o EAC juntos, almoço de domingo juntos, viagens repentinas juntos... eles são aqueles amigos que queremos perto todo dia. Lembro das inúmeras visitas surpresas que eles me fizeram durante todo o tratamento, Monica tem o dom de tocar minha alma com aquela voz doce, já Rafa tem o toque suave do violão. Lembro também do olhar silencioso e curativo de Monica para mim ressoando em minha alma por várias vezes em nossos encontros. Esse casal é daqueles que considera-ramos uma verdadeira família. Estar com eles no momento do segundo diagnóstico foi o combustível que precisávamos para seguir cumprindo todo aquele tratamento novamente. Essa foi uma viagem linda e descontraída, mas também abençoada e recheada de mais sinais do céu. Naqueles dias na Canção Nova, participamos de toda a programação daquele encontro. E assistindo uma das pregações, aconteceu mais uma manifestação Divina para me acalmar. Mais uma vez Jesus falou para mim. O palestrante daquele momento proclamou com muita autoridade as palavras que me arrancaram lágrimas e arrepios, ele disse: "tem uma mulher aqui nesse encontro que está passando pela segunda vez pelo tratamento de câncer de mama". Nessa hora, eu até parei de respirar, e continuou: "essa mulher se encontra cansada e apreensiva com seu futuro, Jesus vem te falar que esta doença não existe mais, que Ele te concedeu a cura completa". Naquele momento eu estava sozinha (estava bem cedo e todos eles preferiram dormir um pouquinho mais), como aquela era a pregação que eu mais tinha interesse em ouvir (era de um pregador que eu acompanhava nas redes sociais), eu fui quase de madrugada para ouvir aquela pregação, e tudo parecia que era mesmo para mim. Aquele foi um momento de Extrema Unção do Espírito Santo, vi ali cenas fortes de curas e libertações. Estar naquele lugar, com aqueles amigos, e escutar aquela profecia, foi sentir mais uma vez o amor de Deus. A partir daquele momento, percebi que todas as respostas estavam sendo as mesmas, Jesus insistia em me acalmar. Por vários momentos Ele falou comigo, me alertando e acalentando para o final de todo aquele processo de cura!

E ali me lembrei da frase que a Dr.ª Príscila me disse na consulta para definir o segundo tratamento: "Camila querida, quando achamos que sabemos todas as respostas, a vida vem e muda todas as perguntas". O segundo diagnóstico foi o que mudou todas as minhas perguntas, mas as respostas de Deus continuaram sendo as mesmas.

Confirmação da vitória

Durante o período do tratamento, eu desenvolvi o hábito de fazer minhas caminhadas diárias rezando o terço e/ou escutando músicas de louvor. Era meu momento de reflexão e interiorização, uma pausa no dia para me reconectar, um tempo para mim e Deus.

Num desses dias, ouvi pela primeira vez uma música que Padre Fábio de Melo havia gravado e tinha lançado há pouco tempo. A letra parecia narrar a minha história com o câncer, eu novamente percebi Deus em todo o processo. A letra diz: "Aconteceu sem mesmo esperar. Ele apareceu em meio aos discípulos a caminhar". Eu converti essa primeira frase para a minha vida da seguinte maneira: "O câncer aconteceu sem menos esperar, nós estávamos seguindo caminhando, vivendo nossas vidas e ele chegou". A segunda estrofe diz: "Falava de amor e o som da sua voz abrasava os seus corações". E foi assim mesmo: através do câncer, eu pude aprender sobre o amor, eu pude escutar a voz de Jesus. E assim continuamos a seguir, aprendendo cada dia mais sobre esse amor. Porém, o câncer veio novamente, e nesse momento, eu me vi desesperada e gritei por sua presença em minha vida: "Senhor, fica conosco! É tarde, o dia declina, quase sem esperança, seguiram sem direção". Essa parte da música me fez lembrar do momento que recebi a notícia do segundo diagnóstico. O dia já estava se findando quando entrei para o bloco cirúrgico e, quase sem esperança, eu segui sem direção. A próxima estrofe diz: "Mas ao redor da mesa se abriram os nossos olhos, lhe reconhecemos ao partir do pão". Nessa hora me vinha na cabeça a minha experiência com a Eucaristia. Foi ali, ao partir o pão que eu recebi o milagre da remoção daquele tumor no coração, mas, principalmente, o milagre de tocar Jesus, de sentir sua presença. Foi no momento em que Jesus partiu o pão que tudo foi consumado, e após aquele episódio, nada mais me tirou a paz. E logo depois, veio sua voz soprando em meus ouvidos: "Já não chores Jerusalém (Camila), a alegria voltou, seu Senhor está VIVO, Ele ressuscitou!".

ALÉM DA CURA FÍSICA

Ah! Como é bom poder proclamar com propriedade que, sim, Ele ressuscitou, me reergueu, me salvou, me alegra todos os dias e me livra de todo mal. Pois Ele é o dono dos meus passos e se não for da sua vontade, Ele não permitirá que eu siga. Eu confio e entrego a minha vida a Ele, para me levar onde quiser, clamo e peço para que eu seja usada por Ele, cada dia mais! "Usa-me Senhor, como um farol que brilha na noite, como ponte sobre as águas, como abrigo no deserto, como flecha que acerta o alvo". Ser usada por Ele é a melhor sensação que a minha alma pode experimentar.

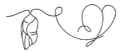

FIM DO TRATAMENTO

Dia 01 de outubro de 2018 - Nesse tratamento, foram um total de 20 aplicações endovenosas de 21 em 21 dias, entre quimioterapias e terapias alvos; 28 sessões de radioterapia, duas cirurgias (do tumor e da implantação do cateter), muitos exames, agulhadas, medos. Contudo, decidi viver intensamente esse tratamento, internalizando cada fase e suas curas, que dessa vez foram mais vivenciadas do que entendidas. Preferi viver tudo que tinha para viver e falar menos, principalmente nas redes sociais. Escolhi partilhar apenas com aqueles mais próximos, minha família e meus amigos mais íntimos. A minha necessidade dessa vez foi viver e sentir Deus a cada passo meu.

No dia 01 de outubro de 2018, foi a última aplicação de um tratamento longo, estreito, cheio de desafios, que eu contei os dias para acabar. Foram 2 anos e 6 meses ininterruptos, somando os dois tratamentos. Eu estava exausta, por muitas vezes clamei a Deus para desvincular de mim aquela imagem da "mulher que tem câncer". Como eu pedi a Deus a graça de olharem para mim e enxergarem a Camila ao invés de enxergarem a doença, enfim, chegou o dia da finalização de uma fase e a oportunidade de ressignificá-la.

Passei a última medicação toda em silêncio. Lembro-me do quanto estava reclusa, reflexiva. Permaneci em oração durante aquelas quase 3 horas de aplicação. Para me acompanhar, estavam aqueles de sempre, meu pai, Léo, minha mãe (que dessa vez fez questão de permanecer lá), Lara Athayde e minha cunhada Laura, que também foram lá para me visitar. Nessa última medicação, preferi interiorizar tudo que tinha vivido até ali. Eu experimentei o deserto e estava sedenta para beber do oásis da nova vida que Jesus tinha preparado para mim. A única coisa que me afligia era de voltar a ser como eu era antes. Eu não queria mais ser aquela Camila, tinha muito medo de me esquecer de tudo que havia vivido até ali, muito medo de esquecer toda aquela transformação que havia acontecido em meu ser.

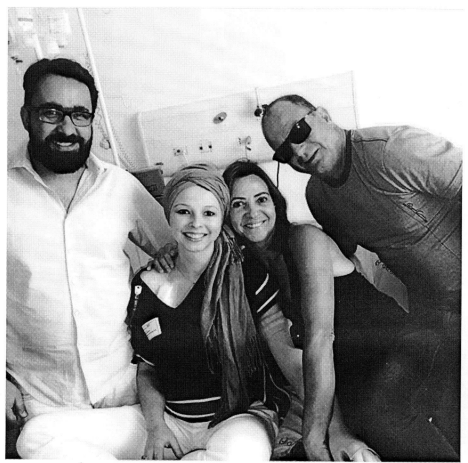

Imagem 51 – Última medicação, finalização do tratamento com a presença constante dos meus pais e Léo

Dias antes de acabar, eu fiquei muito pensativa, minhas amigas, as "meninas ricas", percebiam sempre quando algo estava diferente comigo e começaram a se preocupar. Me ligavam e tentavam entender aquele meu momento, mas a profundidade daquela fase era inexplicável. Eu precisava de um tempo de interiorização, e para isso, usei aquelas horas de medicação para refletir. Era apenas eu e Deus. Meus pais e meu marido ficaram no hospital comigo todo aquele tempo, mas eu passei aquelas horas em silêncio, conectada ao Senhor e tentando organizar todos aqueles sentimentos, um misto de alegria e insegurança. Eu precisava de um tempo para entendê-los.

ALÉM DA CURA FÍSICA

Coloquei meu fone de ouvido e ouvi as músicas de louvor que me acompanharam durante todo o processo.

Fui fazendo uma retrospectiva do amadurecimento espiritual que tive desde o momento da descoberta até ali. Percebi o quanto Deus permaneceu comigo, o quanto Nossa Senhora me deu o seu colo, o quanto sou amada. Fui analisando cada passo, cada fase que passei e fui identificando o quanto a graça de Deus se fez em mim. Percebi o quanto aquela confiança nos propósitos de Deus havia me sustentado. O quanto o afago de Nossa Senhora me curou. Ela estava presente antes mesmo de tudo acontecer. A presença dela foi muito marcante. Ela esteve presente previamente em tudo que me aconteceu. Ela se antecipou em cada passo meu, e quando eu chegava, já podia sentir seu cheiro ali. E por tudo isso entendi que mesmo se quisesse ser novamente aquela Camila de antes do câncer, eu não iria conseguir, pois aquele "barro tinha se transformado nas mãos do oleiro".

Houve um milagre dentro de mim, Jesus proclamou que queria minha cura completa e definitiva. Ele raspou toda borra que insistiu em permanecer com esse segundo tratamento, por isso a cura foi completa. Mas ela também foi definitiva porque nem se eu quisesse, não teria como voltar a ser a Camila de antes. A transformação foi permanente.

Nessa última medicação, tudo foi esclarecido e acalmado em meu coração, tudo que o Senhor realizou em meu viver foi completo e inalterável. Aquilo que pareceu ser impossível, aquilo que parecia não ter saída, aquilo que parecia ser minha morte, Jesus mudou minha sorte. Pelo Seu poder, tudo foi transformado, o impossível Ele realizou em minha vida. A estrada foi íngreme, mas foi na alegria do Senhor que eu encontrei forças. Pois não há problemas que possam impedir as mãos de Jesus para me ajudar, eu sempre irei segurar nelas, somente nelas encontrarei refúgio e segurança. Agora a minha vontade é somente uma: ser usada por Ele, pois sei que sou o seu milagre. "Usa-me, eu quero somente te seguir. Usa-me, eu quero somente ser a sua imagem, usa-me!".

Quando a última gota caiu, Jesus me disse: "Não temas! Estarei sempre com você!".

Naquele dia, eu olhava para a medicação e, cada gota que caía, era o sangue precioso de seu filho Jesus que ia entrando em meu corpo e me dizendo: "Eu te amo minha filha, eu te amo minha filha, eu te amo minha filha". Quem me falou essas palavras dias antes de receber esta última medicação foi Irmã Maristela, hoje Madre Maristela do Carmelo, de Montes Claros, minha diretora espiritual (a quem chamo carinhosamente de mãezinha). A última medicação aconteceu exatamente no dia de Santa Terezinha (Santa Carmelita). Coincidência? Para mim foi a confirmação do cuidado de Nossa Senhora comigo. Sabendo do quanto eu iria precisar da amizade de Madre Maristela, Ela cruzou nossos caminhos. Nossa amizade se deu num momento muito doloroso a ela, quando sofreu um acidente de carro e quase perdeu a vida, por isso ela necessitou de fisioterapia. Mais uma vez, Dr.ª Príscila foi o instrumento de Deus em minha vida. Ela me ligou fazendo o pedido para eu atender as irmãs que tinham se machucado naquele acidente; ao telefone, ela me disse: "Camila, querida, preciso de um favor seu na certeza de que você estará recebendo um verdadeiro presente para sua alma". Ela adivinhou que eu iria precisar daquele coração para fazer como minha morada.

Isso aconteceu em junho de 2018. Eu ainda estava no percurso do segundo tratamento, mas cuidei dela com todo amor e zelo que ela merece. Nossa relação foi ficando cada vez mais íntima e, rapidamente, senti que naquele coração eu precisava morar. Madre Maristela, hoje, é aquela que sabe tudo que meu coração sente, todas as aflições, mas também todas as alegrias e conquistas. Uma verdadeira mãe. Como sua filha espiritual, tenho o privilégio e honra de conhecer seu coração adorador, humilde, doce, singelo, puro; mas também justo, reto, racional e exigente, exatamente como Jesus nos ensina a ser. Sua vida é um exemplo para mim, sua força, serenidade, resiliência, confiança, equilíbrio nas palavras e entendimento aos desígnios de Deus, me impulsiona a procurar também a minha Santidade na missão que Deus me confiou: minha família. Com ela eu aprendo todos os dias sobre humildade e confiança, e assim experimento a bondade e sobre-naturalidade de Deus em todas as coisas e em todos os meus dias.

ALÉM DA CURA FÍSICA

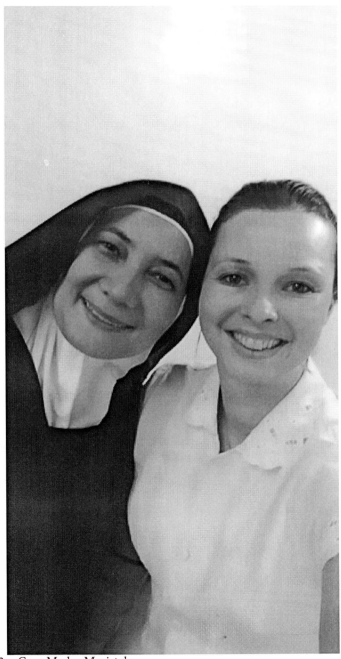

Imagem 52 – Com Madre Maristela

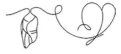

VIDA APÓS O CÂNCER

Em meio ao tratamento, especificamente após o término do segundo protocolo de radioterapia, descobri que havia adquirido uma sequela proveniente do tratamento que é o linfedema do membro superior esquerdo. Essa alteração é uma deficiência crônica e progressiva do sistema linfático, que provoca um inchaço persistente no meu braço. Isso aconteceu porque na cirurgia foram removidos os linfonodos axilares responsáveis por fazer a drenagem do braço e da mama, além disso, outro fator que agravou ainda mais os riscos para desenvolver o linfedema foram as sessões de radioterapia.

Receber a notícia que tinha adquirido uma deficiência sem cura e progressiva, não foi fácil. Afinal, a partir daquele momento, eu passaria a ter, por toda a minha vida, cuidados específicos com o braço, muitas adaptações em minha rotina e o cuidado diário para evitar as prováveis complicações dessa disfunção. Um diagnóstico que me trouxe repercussões biopsicossociais importantes. Enfim, ter uma deficiência requer, acima de tudo, aceitação, informação e mudança de hábitos. Naquele momento, eu fui em busca de orientações e conhecimento sobre quais os cuidados específicos eu precisaria ter. Descobri que o tratamento para o linfedema é inegociável e que seria sim possível manter minha qualidade de vida e também aumentar minha expectativa de vida, mesmo com tantos desafios que uma deficiência ainda tão desconhecida e pouco falada traria para minha vida. Esses foram os motivos que me impulsionaram a ir em busca dos estudos. Infelizmente em minha cidade, não encontrei um profissional especializado nessa área, com conhecimento das minúcias daquela deficiência para tratar de mim. Foi em São Paulo que eu tive a melhor experiência de assistência fisioterapêutica, a que eu acredito ser a ideal e a que eu tento oferecer para os meus pacientes. Lá, eu fui assistida e cuidada de forma integral, com embasamento e muitas novidades no tratamento. E foi com essa experiência, me tornando uma paciente crônica, que vi a necessidade de me especializar para ofertar tudo aquilo que eu estava recebendo e assim levar até os meus pacientes.

Jaqueline (fisioterapeuta em SP) e Anke (fisioterapeuta no RJ) foram as profissionais fisioterapeutas especializadas que me apresentaram recursos para o meu autocuidado, conheci por meio delas os materiais específicos para o tratamento, obtive excelência na informação e, além de tudo isso, elas me deram esperança.

Atualmente, o linfedema é para mim aquela lembrança diária da necessidade do meu autocuidado. Aceitei que tenho uma deficiência incurável, mas totalmente tratável. É com o linfedema que volto o olhar para mim mesma, todos os dias, para me amar, me superar e viver além das dificuldades com muita gratidão por ainda estar aqui nutrindo e sendo nutrida pelo amor! Superação é uma questão diária, hoje eu vivo e faço tudo que eu quero, apesar de todos os desafios, eu consigo jogar beach tennis, faço musculação, pratico pilates e corrida de rua, trabalho, dirijo, vivo intensamente realizando tudo que tenho vontade. Hoje sinto que uma das minhas missões é desmistificar o linfedema, destruir todos os tabus, mitos e desinformações que ainda existem na população e nos profissionais da saúde, fazendo-os entender, por meio da ciência, como deve ser realizado o manejo dessa deficiência. Apresento aos meus pacientes possibilidades de, assim como eu, também seguirem suas vidas com dignidade, autonomia e qualidade de vida mesmo com um linfedema. Com o meu testemunho de vida pós-câncer, e com toda bagagem técnica adquirida dia a dia, eu posso alcançar várias outras mulheres a também serem elas mesmas por inteiro.

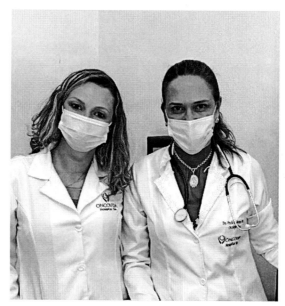

Imagem 53 – Com Dr.ª Príscila, honrando nosso legado de servir

Seguindo além

O tratamento acabou, tudo se concretizou e eu sigo periodicamente com as consultas, como a minha médica solicitou. E, apesar de ainda esfriar a barriga, sentir calafrios e medo em cada exame de revisão, eu aprendi a controlar essas emoções.

A vida após o câncer é como caminhar numa linha muito tênue entre a paz e a incerteza. Uma corda bamba que balança muito em cada exame, tentando nos desequilibrar. Os dias de espera pelos resultados **são** os momentos mais desafiantes para mim, pois preciso apertar o botão do autocontrole para não surtar. Nesses dias, procuro me envolver ao máximo com as minhas necessidades e responsabilidades. Ocupar a mente é uma boa opção para não dar espaço para os pensamentos ruins. Procuro estar atenta às necessidades dos meus filhos e do meu marido, procuro intensificar meus momentos de oração e meditação da palavra, estudar, trabalhar, mas também procuro me divertir, intensifico minhas atividades físicas, pratico minhas corridas. E foi assim, em um desses momentos, que descobri o quanto a atividade física me ajuda, descobri novas paixões, como o beach tennis e a musculação. Pois é cuidando do meu físico que consigo acalmar a minha mente.

Com a vida pós-câncer, eu resgatei a minha essência e conheci através desse resgate a verdadeira Camila que pulsa aqui. Durante o tratamento, eu fiz uma lista de desejos, sonhos que eu gostaria de realizar. Hoje vivo com o propósito de riscar os itens dessa lista, e cada vez que eu risco um item, logo no final da lista, eu acrescento outro novo desejo. Novos sonhos foram alcançados, nova forma de viver foi experimentada e a cada experiência dessa vida pós-câncer eu tento arrancar a minha evolução como pessoa, como humana, como filha de um Deus que me ama e só quer me ver FELIZ fazendo os meus felizes!

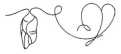

RETIRADA DO CATETER

Agosto de 2021 - Após melhora do cenário da pandemia e já tendo se passado 4 anos da colocação do cateter, chegou a hora de retirá-lo. O cateter que foi implantado em meu corpo teve como objetivo a administração da quimioterapia, a fim de poupar minhas veias, é chamado de *Port a Cath*. Ele foi colocado na parte superior do peito e é uma espécie de sonda através da qual a medicação acessa a veia, chegando diretamente ao sistema de circulação central. Ele fica por baixo da pele e por isso é imperceptível, me trouxe um conforto maravilhoso durante as quimioterapias, se tornando meu amigo. Em uma das minhas revisões de acompanhamento, após a finalização de tudo, a Dr.ª Príscila me comunicou que, a partir daquele momento, ela já estava segura para eu retirar o cateter. A sensação que tive com aquela comunicação e solicitação de retirada foi única. Senti que tinha chegado o momento de colocar um ponto final em todo o processo do câncer. Nessa nossa conversa, falei que não estava segura em fazer a cirurgia no mesmo hospital onde eu tinha colocado devido a tudo que tinha acontecido. Ela chegou a me indicar alguns hospitais fora da minha cidade, mas me contou também que o sonho que tinha de montar um centro cirúrgico no Hospital Oncovida estava próximo de acontecer. Naquele momento, extasiada com aquela notícia, tive a certeza de que iria esperar a inauguração do "nosso" bloco cirúrgico para fazer a cirurgia nele, com toda equipe que eu confiava, minha segunda família.

Pensei: como os planos de Deus são perfeitos, Ele, mais uma vez, havia preparado todo o necessário para essa minha cirurgia. Até um bloco cirúrgico Deus estava construindo no Hospital Oncovida, o lugar que se tornou minha segunda casa. Só faltava o cirurgião para que a cirurgia fosse realizasse ali.

Em meu coração, eu guardava o desejo de que este médico fosse o nosso amigo Andrey. Por tudo que eu já falei que ele significa para nós, mas também por mais um motivo especial: tinha sido ele quem iniciou todo esse processo, com a primeira cirurgia de investigação do linfonodo, e seria ele a finalizar essa história, retirando o cateter e colocando um ponto final nela. Porém, Andrey mora em outra cidade e eu estava extremamente constrangida em pedi-lo para vir aqui me operar. Ao mesmo tempo, eu queria muito que fosse aqui, no Hospital Oncovida. Fiquei dividida entre ir para BH me operar com Andrey, no hospital onde ele trabalha, ou ficar aqui em MOC e ser operada no Oncovida, com outro médico da minha cidade.

Mais uma vez, por insistência do meu marido, criei coragem de ligar para Andrey e ser sincera com ele acerca dos meus desejos. Ao telefone, depois de muitos rodeios, Andrey me ouviu em silêncio e me perguntou diretamente: "Cami's, pode falar para mim o que você quer! Nós iremos fazer o que você quiser! Você quer que eu vá para Montes Claros para te operar? Se for essa a sua vontade, eu irei! Eu que vou fazer sua cirurgia e farei onde você quiser!".

Dr. Andrey Pimenta, cirurgião torácico da equipe de cirurgia robótica no Hospital Mater Dei-BH. Um médico com um currículo de reconhecimento internacional. Dedicado, estudioso, resolutivo, mas, sobretudo, meu amigo há quase 20 anos. Aquele que é capaz de ficar dois anos sem dar notícias para a gente, mas também é aquele que ao primeiro "trupicão" é para nós que ele liga, e vice-versa. Tê-lo em nossas vidas é ter a garantia de um amigo de verdade. Ele é capaz de largar tudo onde mora (trabalho, família...), pegar o primeiro voo, vir para Montes Claros e ir direto para o hospital "somente" para realizar aquela tão especial e esperada cirurgia. Aquele que fez questão de fazer a primeira e também fez questão de fazer a última, de colocar o ponto final nesse ciclo.

Naquela ligação, me senti constrangida com o tamanho do amor experimentado ali. Pensei: "Ele vai vir só para fazer minha cirurgia!". Inacreditável todo aquele desprendimento, inacreditável aquela amizade, inacreditável aquele amor!

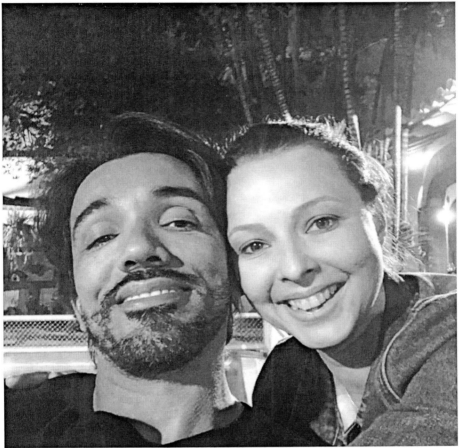
Imagem 54 – Meu amigo e cirurgião torácico, Andrey

    Organizamos tudo para a cirurgia acontecer no dia 20 de agosto. Acordei cedinho e fomos para o Hospital, eu e meu marido. Eu estava inundada por uma alegria que vinha do Senhor. Cheguei no Oncovida brincando com todos os funcionários, todos eles compartilharam comigo daquela alegria. No estacionamento, olhei para o prédio e vi as funcionárias nas janelas dos seus setores me cumprimentando, acenando para mim e dizendo: "É hoje, Cá! Vai dar tudo certo!". O manobrista, segurança do hospital e meu amigo, Adilson, me recebeu com tom de humor recheado de carinho na frase: "Bom dia, seja bem-vinda, aproveita porque hoje vai acabar sua "mordomia" de paciente! Depois da cirurgia, você vai deixar de ser paciente e será apenas a fisioterapeuta desse hospital". Era explícito o quanto todos ali estavam felizes por eu estar finalizando aquele ciclo do tratamento, partilhando comigo daquele momento. Eles vivenciaram a minha emoção, permaneceram comigo por todo o tempo e foram peças importantes para a minha história.

Desde o administrativo, limpeza, recepção, estavam todos comigo. Aquela força e amor que só uma família tem por nós. O Hospital Oncovida é assim, uma empresa que cuida e zela pela VIDA, não só dos seus pacientes, mas dos seus funcionários. Somos uma família, com o dom e a missão de cuidar. A sensação de estar em casa fez toda diferença para mim. Dei entrada naquele sonho de Deus, um centro cirúrgico digno dos grandes centros do nosso país. Todo conforto, comodidade, segurança e confiança estavam ali. Tudo providenciado pelas mãos e sonhos do Pai do Céu plantados no coração da Dr.ª Príscila Miranda, oncologista clínica do Hospital Oncovida, presidente da Associação Presente Casa de Apoio "Padre Tiãozinho" e Hospice "Jesuína Rosa Silva". Uma referência na oncologia nacional e internacional, mas, sobretudo, referência de SER humano. Aquela médica que sonha alto, que decola, que não desiste. Aquela que identifica nas sutilezas das palavras a profundidade dos nossos sentimentos. Aquela que AMA e à qual hoje posso me referir como minha AMIGA. Acho que no currículo da minha vida, esse "título" é a minha principal conquista. Se tem um prêmio que o câncer me deixou, ele se chama Príscila.

Ela idealizou esse bloco cirúrgico com base no seu desejo de sempre oferecer segurança aos que nela confiam. Eu também fui uma das pacientes que sonhou em ter um hospital completo! Aquele lugar onde pudéssemos ir com coragem, segurança e com a certeza de que estivéssemos em casa. Assim nasceu o Bloco cirúrgico do hospital Oncovida, o mais moderno do Norte de Minas, com tecnologia de primeiro mundo. Tudo isso porque ela faz acontecer os sonhos que Deus tem para nós! Tudo em minha vida foi desenhado por Ele. E até mesmo o que não existia, Ele fez existir nos detalhes. Ele cuidou e cuida de mim através dela e de tantos outros que permaneceram comigo.

Após me instalar no apartamento do hospital, Léo me deixou na companhia do meu pai e saiu para buscar Andrey no aeroporto. Ele desembarcou e foi direto para o hospital fazer minha cirurgia. Enquanto aguardávamos a chegada de Andrey para iniciar a cirurgia, as enfermeiras nos avisaram que tinha uma visita para mim. Naquele momento, recebi a visita daquela "rosa", que há cinco anos tinha me visitado na primeira quimioterapia. A rosa se chama Izabela (uma das Meninas Ricas). Ela que tinha conseguido se fazer presença mesmo morando a 2000 quilômetros de distância. Novamente estava ali, mas dessa vez ela foi pessoalmente me entregar a rosa da finalização de tudo. Ao entrar no apartamento com a flor nas mãos, disse: "Quando tudo começou, eu não pude te abraçar e te mandei uma rosa, mas agora estou aqui para te dar o abraço que ficou guardado e te entregar pessoalmente a rosa do desfecho". Inundada de amor, pude sentir a verdadeira riqueza de ter amigas que sabem ser presença.

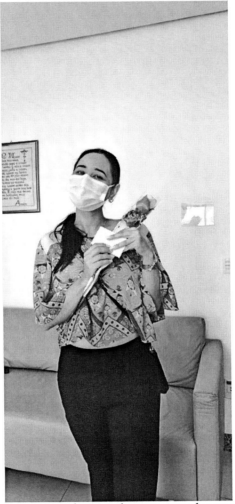

Imagem 55 – Izabela me entregando pessoalmente a rosa do amor que sempre nos uniu

Um novo destino para meu cateter

A enfermeira que cuidou de mim durante o segundo tratamento foi Andreia. Uma profissional de excelência técnica e humana, uma verdadeira amiga que o câncer trouxe para minha vida. Andreia nunca deixou ninguém puncionar meu cateter, ela fez questão de ser a única pessoa que iria manipulá-lo. Assumiu aquela responsabilidade com total segurança de que iria fazer o melhor para mim. Após terminar todas as quimioterapias e também terapias alvo, eu precisei permanecer com o cateter pelo período de 3 anos, tempo para ter certeza de que eu não precisaria mais dele. Para isso, foi necessário salinizar ou heparinizá-lo uma vez por mês, era uma espécie de limpeza e controle para diminuir o risco de infecção. Desde a colocação, foram quatro anos, e Andreia não abriu mão de cuidar de mim em cada uma dessas "limpezas". Ela brincava que o cateter era dela e que não ia deixar ninguém colocar as mãos nele. Mudava suas férias quando coincidiam com a data da minha salinização, mudava seu horário de almoço e intervalos, tudo para não deixar "ninguém mexer no cateter dela".

E passamos juntas todos esses meses, anos. Foram ao todo quarenta e seis punções, nas quais suas mãos alcançaram diretamente o meu coração. As mãos que superam qualquer técnica para fazer uma punção, pelo simples fato de ter o mais nobre dom: o dom do amor pelo que faz! Andreia é dedicação, é zelo, é confiança, é segurança. Ela permaneceu comigo e me deu seu lindo coração para eu morar.

Refletindo sobre tudo isso, tive a ideia de presenteá-la em gratidão por tudo que dispôs em meu favor. Pedi então ao enfermeiro responsável pelo bloco cirúrgico para guardar o cateter após a cirurgia e me entregar. Levei-o para casa e fiz uma espécie de customização naquele objeto. Pintei de dourado para remeter a um troféu. Apliquei uma medalhinha de Nossa Senhora para abençoar. E o coloquei numa caixinha, tipo uma joia. Fiz um embrulho de presente. E, após alguns dias da minha recuperação, fui pessoalmente no hospital entregar aquele "troféu" a ela. Aquele cateter foi para mim a via de acesso para receber a medicação da quimioterapia, mas também foi a ponte para aquelas mãos abençoadas alcançarem meu coração. A sua retirada significou para mim o fim de um ciclo árduo e transformador, mas para Andreia, significava o cumprimento da desafiadora missão de salvar uma vida. Por isso ele se transformou naquele troféu, o troféu da vitória de uma enfermeira que participou do início até o fim de um processo de cura.

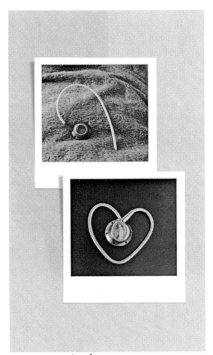

Imagem 56 – Foto do cateter customizado

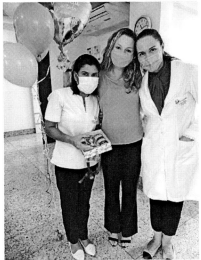

Imagem 57 – Entregando o cateter para Andreia (enfermeira)

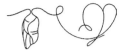

REFLEXÕES SOBRE A FINITUDE

Quando se fala ou se pensa a palavra "câncer", é inevitável a associação à palavra "morte". Parece que estão totalmente interligadas. Num primeiro momento, isso não é bom. Pensar em morrer causa muito medo, uma sensação de que ainda temos muito para viver. Porém, considero que essa seja também uma das curas que alcancei. Não digo que hoje eu sou uma criatura super bem resolvida com essa questão, não, ainda não sou. Mas ser apresentada e aproximada dessa possibilidade real da minha própria morte me fez abrir os olhos para a vida que há em cada amanhecer.

Vivemos mascarando a morte. Como se ela fosse acontecer daqui a muito tempo, distanciando-nos da única certeza que temos. Com isso, muitas vezes, passamos a viver uma vida desmedida, superficial, ligamos o automático e seguimos. Amanhã eu peço desculpas, mês que vem faço aquele exame, semana que vem inicio as caminhadas... Brigo, grito, tudo para continuar tendo razão. Quero controlar, exijo de mim, exijo do outro para que seja do meu jeito... Enfim, nos desgastamos por coisas muito pequenas, coisas que muitas vezes iriam acontecer exatamente daquela forma se nós já tivéssemos morrido.

Hoje, após ter vivenciado a possibilidade de morrer antes do que eu desejo, eu penso diante de cada fato ou acontecimento que me desafia: "E se eu não tivesse mais aqui, como isso iria se resolver sem a minha presença? Como as pessoas iriam resolver determinada situação sem o meu controle, sem minha opinião?".

Não é que eu abra mão das minhas convicções, daquilo que valorizo, daquilo que é de minha responsabilidade. Não é isso. Hoje eu renuncio as picuinhas, as discussões sem sentido, as conversas banais, as novelas, falar da vida dos outros, da opinião dos outros, das atitudes dos outros. Também rejeito as relações das quais não faço parte, tudo aquilo que não é meu, tudo aquilo que a mim não refere, que não me acrescenta. E se eu não posso ajudar, também não atrapalho. Prefiro muitas vezes me silenciar. Hoje eu coloco minha opinião sem esperar que acatem, sem expectativas, pois entendo que cada um tem o direito de viver e pensar como acha conveniente.

Foi vivenciando a possibilidade da minha morte antes do tempo que eu imaginava acontecer, que passei a viver a minha vida com intensidade e qualidade. Aquele medo de morrer fez aumentar a minha vontade de viver!

Com o câncer, aprendi a lidar com a morte. Vivemos negando a morte, como se ela estivesse muito distante de nós, e isso nos faz lidar de forma superficial com a vida, de maneira vaga. Damos valor às coisas e não às pessoas, damos valor absurdo a termos sempre razão, damos valor àquilo que não nos preenche, e assim não evoluímos espiritualmente.

Jesus nos pede conversão, e isso é nos curarmos de nós mesmos. Curarmos das nossas fraquezas e pecados que, muitas vezes, cometemos contra nós mesmos, deixando de cuidar e de zelar por nossas vidas. Deus nos deu o dom da vida, e muitas vezes deixamos de dar valor a ela. Pecamos contra nossa própria carne, não nos alimentamos bem, não cuidamos da nossa saúde. Vivemos muitas vezes uma vida banalizada e desmedida, muito trabalho, muita correria, julgamos e condenamos o nosso próximo. Temos medo do que os outros estão pensando sobre nós, vivemos de aparências, mostrando aquilo que não somos, aquilo que será mais agradável aos olhos alheios. Melhor lugar para nos curarmos de nós mesmos é na nossa família, no nosso lar, no nosso núcleo. Lá não temos máscaras, não conseguimos fazer bonito todo o tempo, é lá que descarregamos nossas mazelas e também é lá que temos a opção de deixar o melhor ou o pior de nós.

Numa corrida contra o tempo, queremos mais horas para os nossos dias, queremos mais dias para nossa vida e esquecemos que o essencial é termos mais vida em nossos dias. Entregamo-nos ao mundo e não olhamos para aquele que nos deu a vida. Por isso, não damos o valor necessário a ela. Quando nos dermos conta de que nosso corpo é a morada de Deus, que somos a imagem e semelhança d'Ele, talvez iremos nos cuidar mais e, consequentemente, iremos olhar para nosso próximo com mais ternura e amor, sem julgamentos, pois nos enxergaremos nele.

O câncer me apresentou a vulnerabilidade da vida e, consequentemente, me apontou uma urgência em viver. Diante disso, resolvi rever todas as minhas atitudes, fui repensar a maneira como eu estava vivendo.

O câncer me ensinou a acrescentar vida aos meus dias e me fez esquecer essa forma automática/banal de viver. Foi esse "jeito" inconstante da vida que me fez e faz viver o "agora" com toda inteireza e intensidade! Tudo isso que vivi, me fez ser mais leve, menos exigente. Me fez agradecer por cada amanhecer, me fez enxergar que "hoje" pode ser meu último dia aqui, que "hoje" é a minha única chance de mudar, de ser feliz, de tatuar no outro a lembrança de uma Camila melhor. Para mim, o motivo da morte é apenas uma "desculpa" para se fazer cumprir nosso tempo aqui nesse mundo material, e aí a gente vai embora, seja lá por qual motivo for; e como é que os outros irão lembrar de mim? Qual a lembrança e marca que estou deixando nos corações daqueles que amo? Na verdade, essa vida é uma vida de doação. Doamos a nós mesmos. Só deixamos e nada levamos, não só as coisas materiais, mas deixamos, principalmente, os nossos valores, a nossa forma de viver, como uma simples oferta.

A verdade mesmo é que precisamos viver a vida agarrando dia a dia as curas que há em cada amanhecer, numa busca incessante para nossa evolução espiritual, deixando tudo que somos aqui, vivendo uma verdadeira entrega. E a partir daí, por meio da nossa morte carnal, alcançarmos nossa verdadeira cura, muito além da física: **A ETERNIDADE!**

FIM, e em todo fim há um começo...

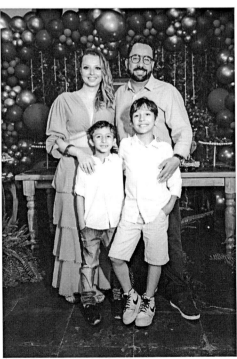

Imagem 58 – Meu maior tesouro, minha família

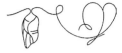

POSFÁCIO

Êhhhh laiáh!!! E se eu contar "pr'ocês" que essa história inspiradora continua, agora sem câncer, com todos os requintes de fé e amor que transbordam deste livro? Fazer parte desta jornada de múltiplas curas foi um privilégio. Todas as etapas foram permeadas por absoluta esperança e certeza da presença de Deus em cada momento. Agora assisto a uma explosão de vida pós-câncer! Ouvi dizer que o nome disso é plenitude. Minha Cacá se comporta como alguém que tem a clareza do seu propósito e realmente entendeu que viver é um milagre. Lançar os olhos sobre ela hoje é ver a vida pulsar de forma pujante. É evidente seu entusiasmo e gratidão diante de cada amanhecer e cada momento.

A Camila antes do câncer já era um ser cheio de luz, generosidade e alegria de viver. Depois da sua marcha para a cura, ela surge com todas as suas "camilices" potencializadas. De paciente a fisioterapeuta oncológica, ela coloca o seu coração e brilhantismo a serviço dos seus assistidos. Exala empatia, conhecimento e amor por eles e por seu ofício. O seu *modus operandi* ensina, de forma despretensiosa, como desfrutar da dádiva de estar vivo.

Poderia ter sido devastador acompanhar o tratamento, cheio de "emoções", de uma amiga tão amada e essencial. Porém, a cada vez que a encontrava, eu era nutrida por sua força, leveza e fé. Isso era natural nela e em todos que a cercavam. A postura de seu marido, família, amigos e os que dela cuidaram, merece um posfácio à parte! Um verdadeiro "exército", como ela dizia. Tivemos momentos difíceis? Vixe!!! Tivemos muitos! Mas mesmo no abismo dos nossos medos mais inconfessáveis, ela direcionava nosso olhar para Deus e todas as graças recebidas. E os holofotes estavam ali, no fim daquele túnel que levaria à restauração da sua saúde. Todo e qualquer temor se tornava volátil diante de tanta confiança de que o melhor estaria por vir.

Desde o seu primeiro diagnóstico, ela dizia que sentia que a cura, com a qual seria agraciada, atingiria a todos que a rodeavam. E foi "divéra"! Foi transformador ver o sorriso em seu rosto nos momentos mais desafiadores. A esperança em seus olhos nas horas mais difíceis. A sua coragem de enfrentar de peito aberto os reveses que se apresentavam. Pensa num "corajão"! A certeza da vitória era orgânica, constante e sempre pairava no ar. Foi inevitável aprender que o câncer não é uma sentença de morte e que a leveza pode ser um viés do tratamento, apesar das suas agruras. A cada resposta, a cada pessoa certa na hora certa, a cada milagre, fui sendo curada de todas as minhas crenças equivocadas acerca desta doença.

Sim, "há vida após o câncer"! E dá gosto de ver como Camila Porto tem desfrutado da sua! Benza'Deus!

Lara Athayde
Advogada e Empresária